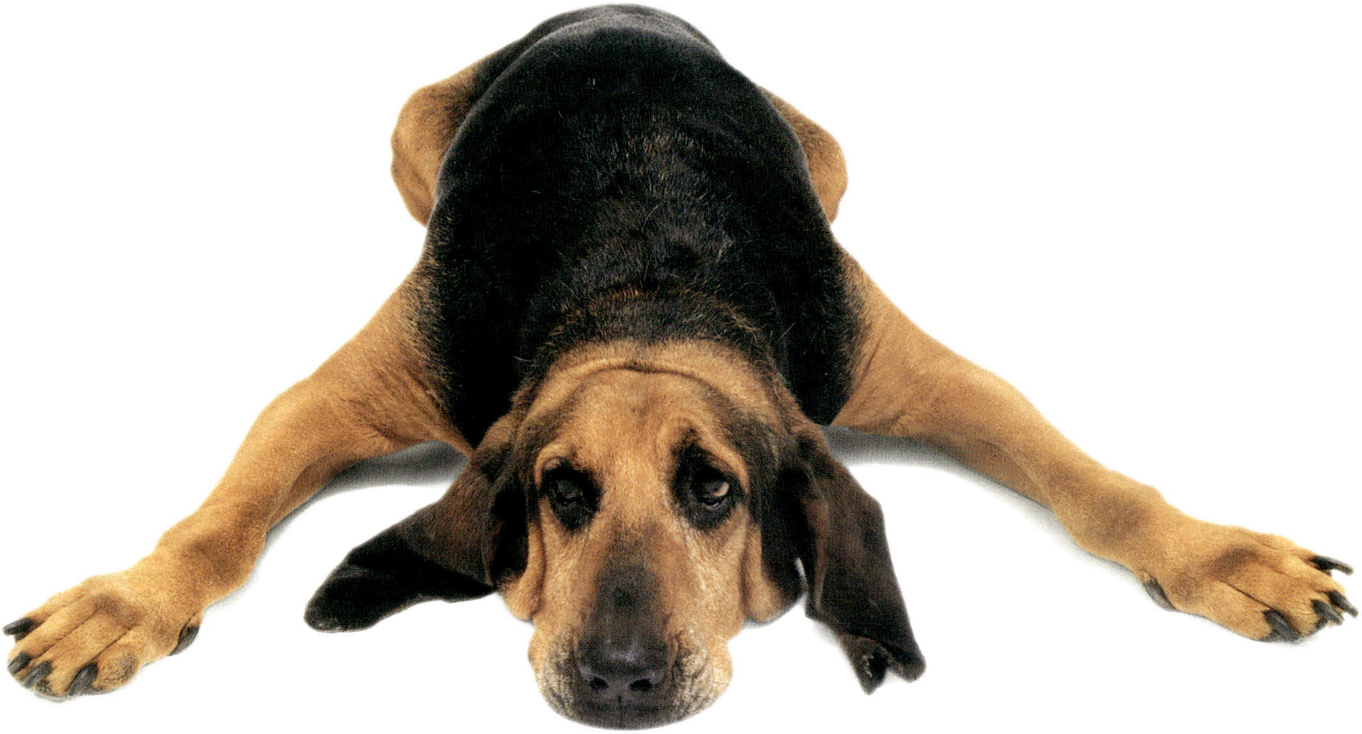

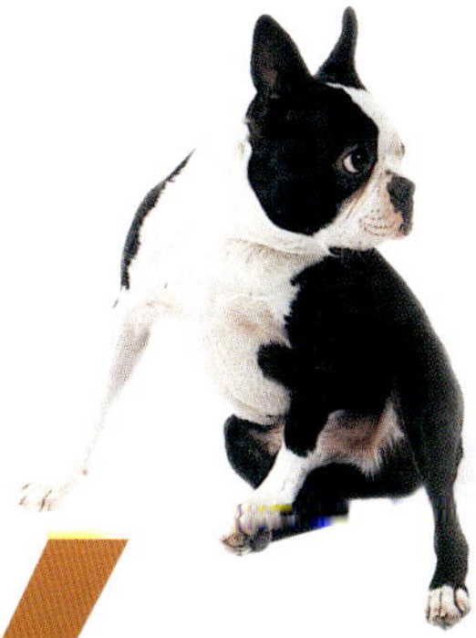

Yoga für Hunde

Jennifer Brilliant
William Berloni

Mit Bennie, Buster, Cricket, Harlem, Kessie und Pi

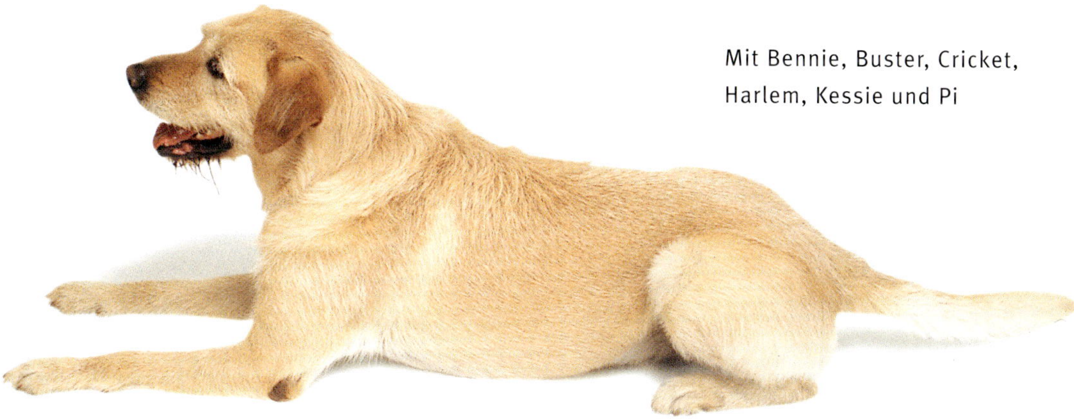

KNESEBECK

Bibliografische Information Der Deutschen Bibliothek
Die Deutsche Bibliothek verzeichnet diese Publikation in der Deutschen Nationalbibliografie; detaillierte bibliografische Daten sind im Internet über http://dnb.ddb.de abrufbar.

Titel der Originalausgabe: *Doga. Yoga for Dogs*
Erschienen bei Chronicle Books LLC, 85 Second Street, San Francisco, California 94105, U.S.A.

Deutsche Erstausgabe

Ein Unternehmen der La Martinière Groupe

Aus dem Englischen von Veronika Straaß
Umschlaggestaltung: Fabian Arnet
Satz: satz & repro Grieb, München
Druck: Oceanic Graphics Printing Co., Kowloon, Hongkong
Printed in China

ISBN 3-89660-273-X

www.knesebeck-verlag.de

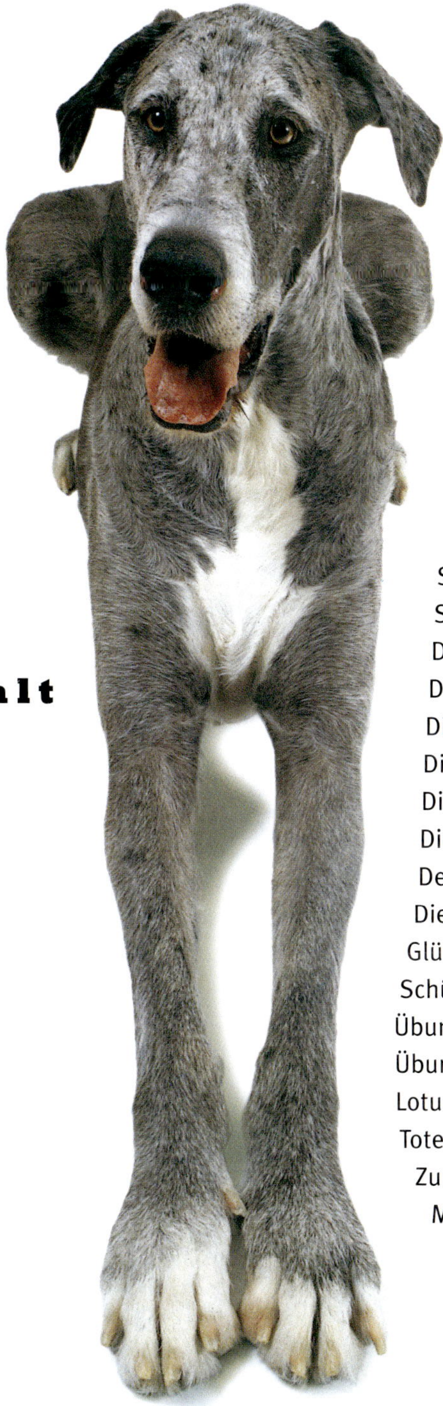

Inhalt

Einleitung

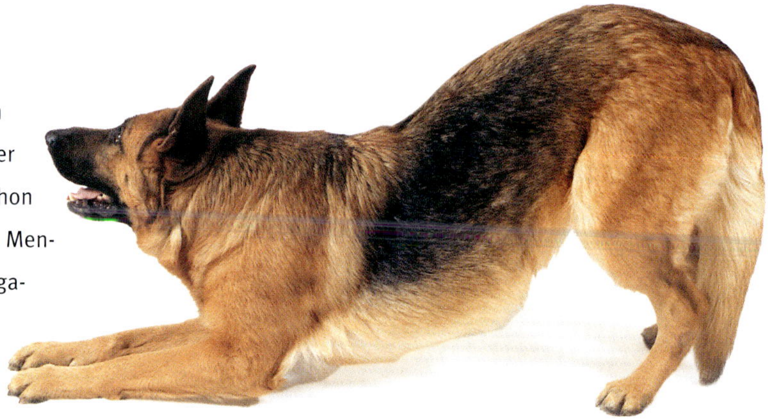

Seit Anbeginn ihrer irdischen Existenz üben sich Hunde im Yoga. Das ist kein Geheimnis. Jeder, der einmal mit einem Hund zu tun hatte, ist wohl schon Zeuge dieser uralten Kunst geworden. Aber viele Menschen erkennen es nicht, wenn ein Hund mit Yoga-Übungen (Asanas) beschäftigt ist, sondern vermuten einfach, dass dieser sich an einer hartnäckig juckenden Stelle kratzt oder über sein Abendessen nachdenkt.

Was ist Yoga? Am besten stellt man sich darunter eine Lebensphilosophie vor, die ihrem Anhänger hilft, Körper und Seele miteinander in Einklang zu bringen und bewusster zu denken und handeln.

Früher musste ein Schüler, wenn er der Lehren des Yoga teilhaftig werden wollte, vor den Pfoten eines praktizierenden Meisters sitzen und sorgfältig jede seiner Bewegungen studieren. Das meiste, was wir Menschen über das Yoga wissen, ist Ergebnis dieser eifrigen Studien, die schließlich zur Entwicklung dessen führten, was Menschen Yoga nennen. Doch jetzt haben sich zum ersten Mal mehrere vierbeinige Experten getroffen, um ihr Wissen und ihre Erfahrung so zu vereinigen, dass eine Übersetzung für menschliche Schüler möglich wird. In diesem Buch machen sie nun die Weisheit des Yoga endlich allgemein zugänglich.

Wir können eine Menge über unsere menschliche Natur

»Yoga ist eine Forschungsreise in unsere Körper und Seelen – eine Weiterentwicklung des Bewusstseins, zum Beispiel wenn wir uns einem Nickerchen hingeben, uns ihm wieder entwinden und dabei jede Phase auskosten.« KESSIE

»Yoga lässt sich nicht vom Leben trennen, es ist eine Lebensweise. Ein Stöckchen holen ist Yoga. Ein Loch buddeln ist Yoga. Einen anderen Hund mit einem genüsslichen, langen Schnüffeln begrüßen ist Yoga.« CRICKET

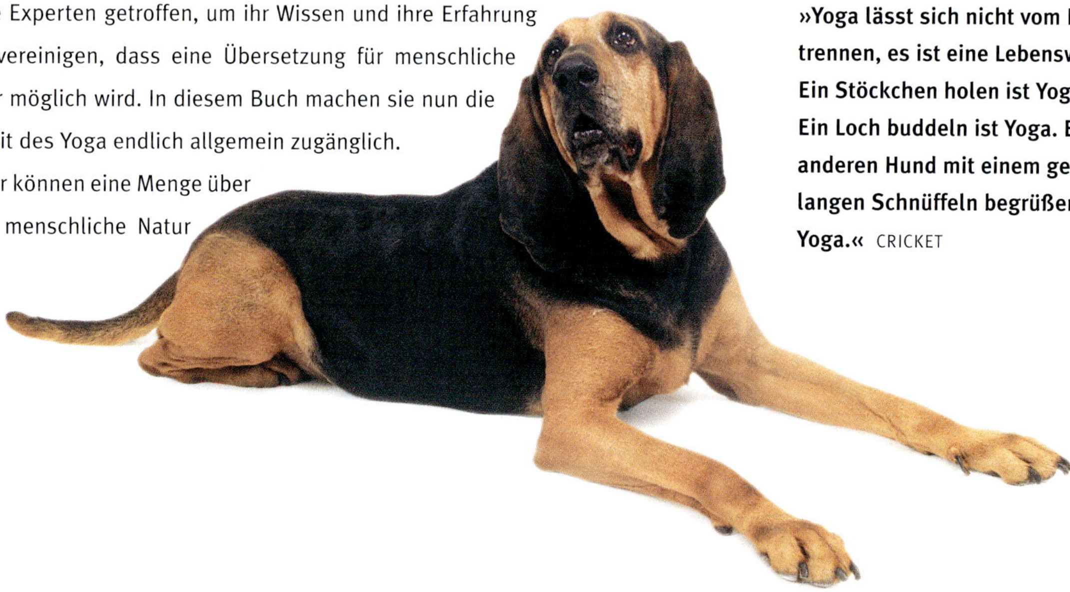

»Yoga ist eine uralte Methode, die dir dabei helfen soll, deine wahre Natur zu ergründen, so dass du deinen Alltag viel bewusster leben kannst.« BUSTER

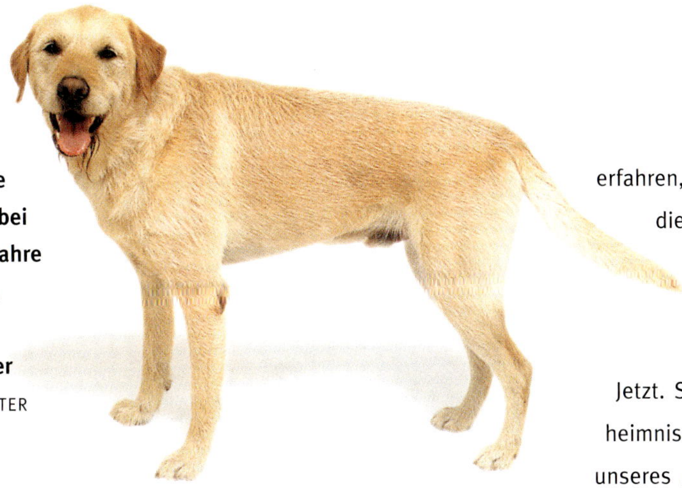

erfahren, wenn wir das Yoga der Hunde studieren. Und es kann erleuchtend sein, die simple Gegenwart eines Hundes zu genießen.

Hunde leben im Hier und Jetzt. Sie helfen uns, die Geheimnisse und die Magie unseres Alltags zu erfahren. Schon wenn wir einen Hund in unsere Obhut nehmen, betreiben wir spirituelles Yoga.

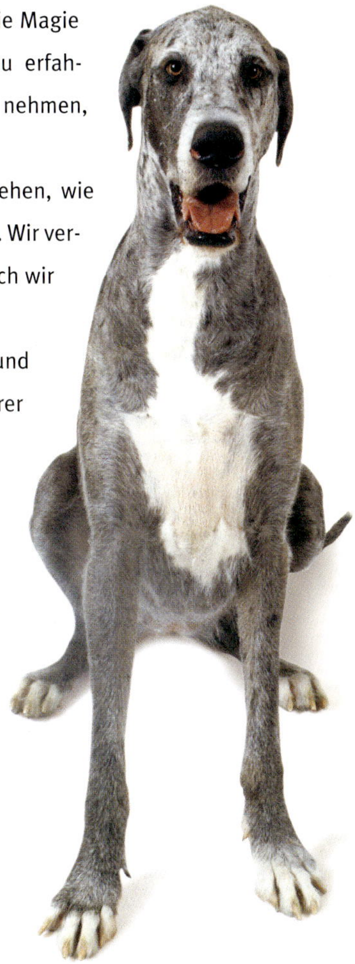

Und wir lernen dabei noch mehr: Wenn wir zusehen, wie Hunde Yoga betreiben, erkennen wir ihr wahres Wesen. Wir versuchen, uns genauso zu entspannen wie sie und einfach wir selbst zu sein.

»Yoga ist für jeden da. Seit jeher ist Yoga ständig an die Bedürfnisse unterschiedlichster Rassen, Kulturen und Traditionen angepasst worden. Alle Suchenden sind willkommen.« HARLEM

Hunde ziehen nie Vergleiche zwischen sich und anderen Hunden. Es kümmert sie nicht, ob ein anderer Hund größere Pfoten oder einen kleineren Hintern hat oder ob er die Yoga-Übung »Abwärts blickender Hund« länger halten kann als sie. Es würde ihnen nie einfallen, sich zu einer Übung zu zwingen. Sie achten auf ihren Atem und behandeln ihren Körper mit Respekt.

Hunde lieben sich und die Welt um sich herum. Sie genießen die Gerüche und Geschmäcke des Lebens in vollen Zügen. Oft versuchen sie, ihren menschlichen Gefährten die Freuden des Lebens zu vermitteln: sich in einer kühlen Schlammpfütze zu suhlen oder an einem köstlich duftenden Haufen auf der Straße zu schnüffeln.

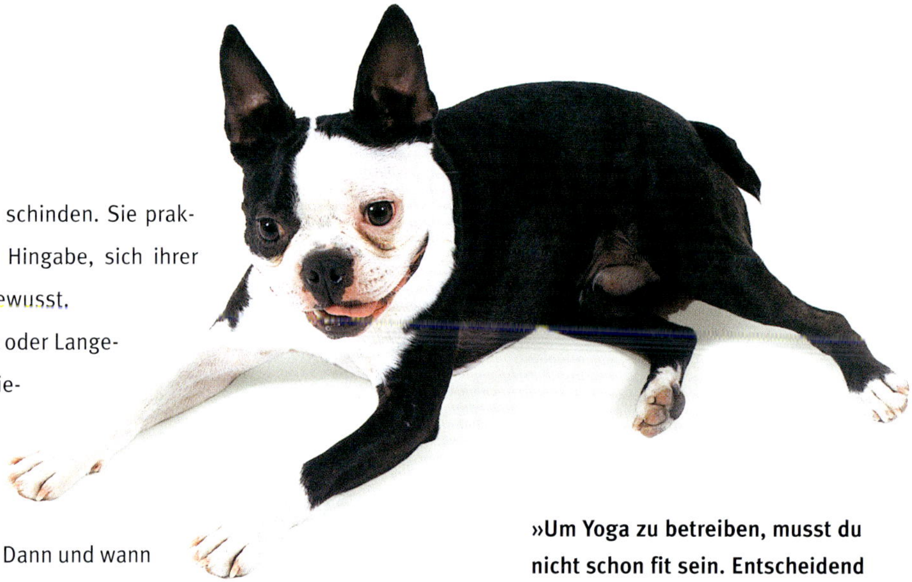

Hunde versuchen nie, Eindruck zu schinden. Sie praktizieren Yoga mühelos und voller Hingabe, sich ihrer selbst bewusst, aber nicht selbstbewusst.

Von Hindernissen wie Faulheit oder Langeweile lassen sie sich weder frustrieren noch vom rechten Pfad abbringen. Hunde wissen, dass es Zeit kostet, sich mit Yoga zu befassen, und sie entwickeln Geduld. Dann und wann lassen sie sich von ihren Übungen ablenken: Eichhörnchen, freudige Ereignisse, unerwartete Besucher können sie in ihrer Konzentration stören. Aber sie sind engagiert genug, um immer wieder mit Feuereifer von vorne anzufangen. Sie leben stets in der Gegenwart und zeigen uns, dass sich erleuchtende Einblicke auch während scheinbar banaler Obliegenheiten wie dem Pfotenlecken auftun können.

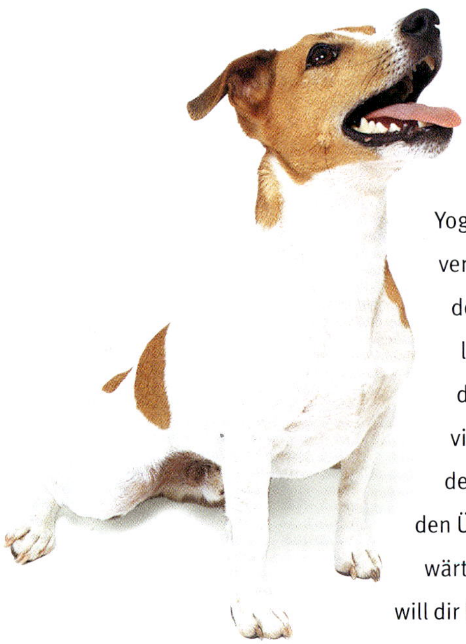

Vor einigen Jahrhunderten begannen die Menschen, nach dem Vorbild der Hunde Yoga zu machen. Seither haben sich die Übungen verändert; sie sind der Anatomie und dem Wesen des Menschen angepasst worden. Doch eigentlich müssten die Originalübungen erlernt werden. Bist du selbst ein Yoga-Schüler, so hast du vielleicht schon gemerkt, dass du viel von Hunden lernen kannst, wenn du sie einfach nur bei den Übungen »Abwärts blickender Hund« und »Aufwärts blickender Hund« beobachtest. Dieses Buch will dir helfen, deinen Geist der wohltuenden Wirkung des Yoga zu öffnen, und dir seine Übungen erschließen.

»Um Yoga zu betreiben, musst du nicht schon fit sein. Entscheidend ist, dass du deinen Körper so akzeptierst und einsetzt, wie er gerade ist. Nutze alle Sinne und lerne dich selbst genau kennen. Wer bist du? Was sind deine Lieblingsgerüche?« PI

»Yoga ist der Weg, Körper und Sinne weiterzuentwickeln, das Denken zu verfeinern, den Schwanz zu heben und die Seele zu beruhigen.« BENNIE

Lerne die Hunde kennen

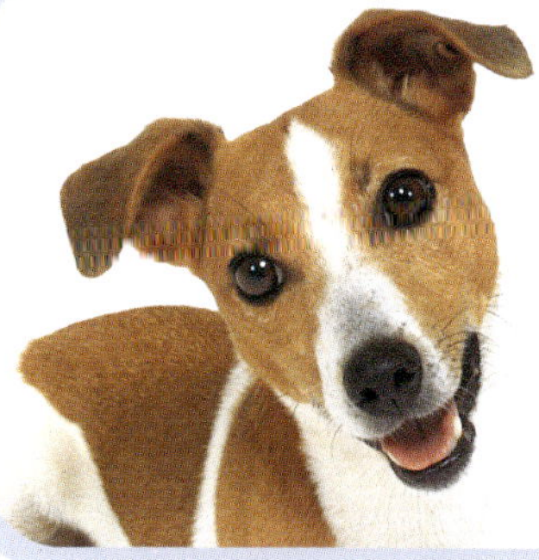
Bennie

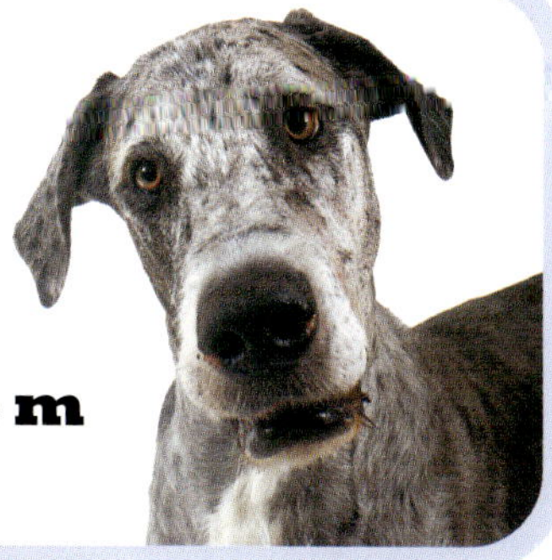
Harlem

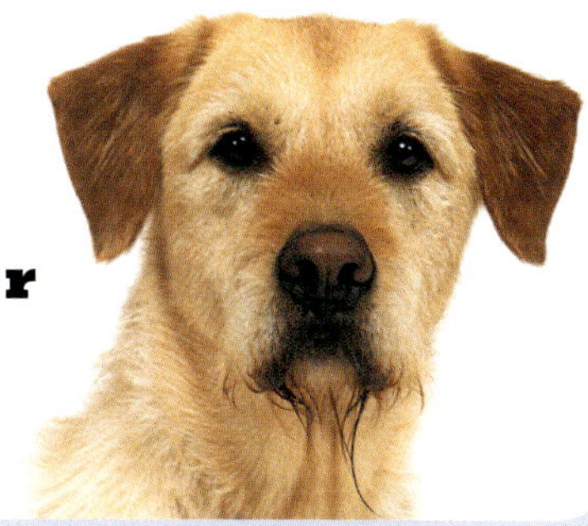
Buster

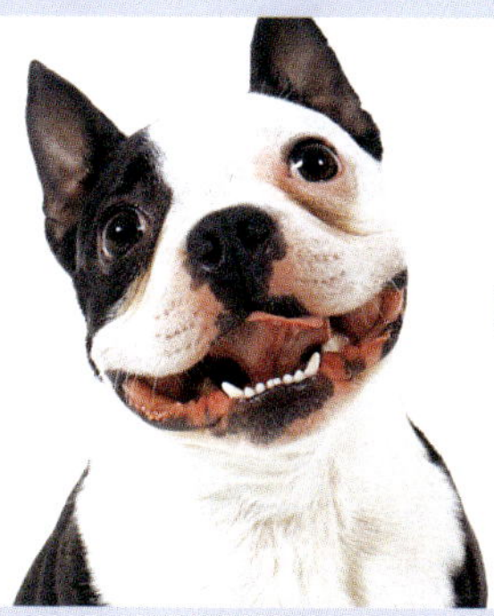
Pi

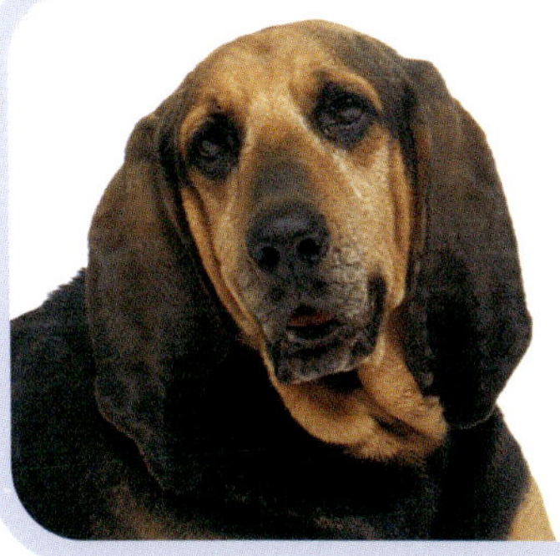
Cricket

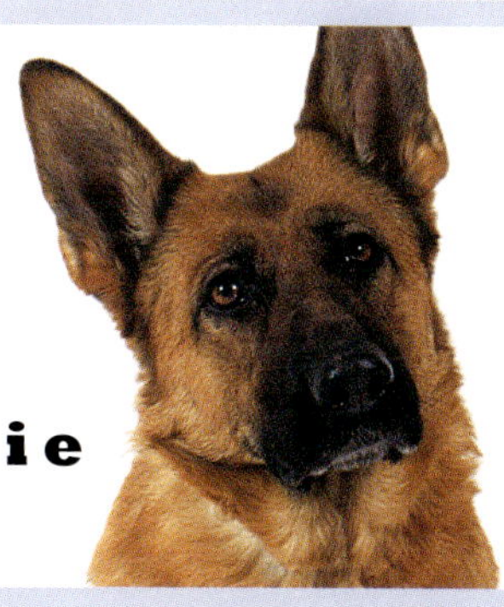
Kessie

Einstimmungsgesänge

Hunde finden, dass sich Yoga-Übungen ausgezeichnet mit Gesängen einleiten lassen. Am weitesten verbreitet ist eine Eröffnung mit dem wiederholten Singen (Chanten) der Silbe OM. Diese archaische Silbe mit den vielen Bedeutungen wird oft als der Urlaut bezeichnet, als erste energetische Schwingung. Wenn viele Hunde zusammen singen, beschreibt man das häufig als Heulen, für die Hunde aber ist es der Klang des Universums.

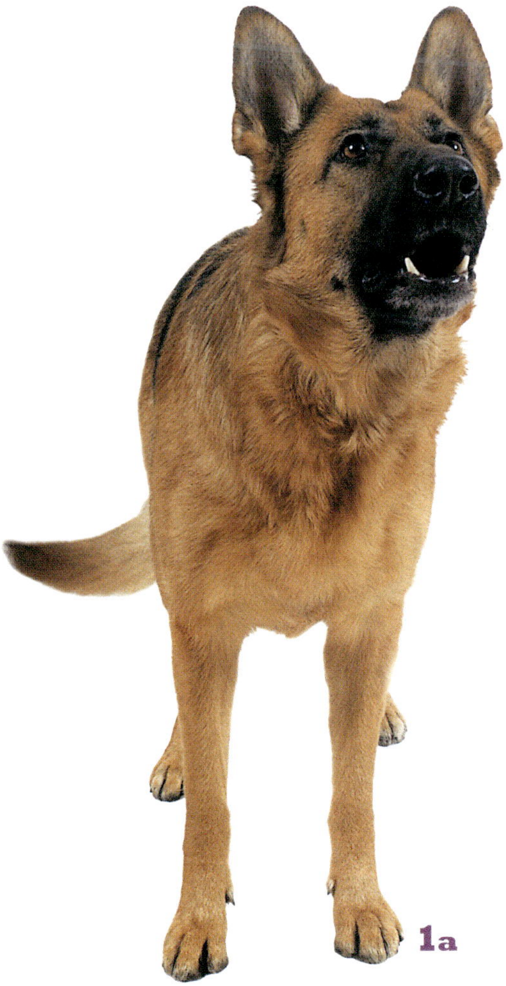

1a

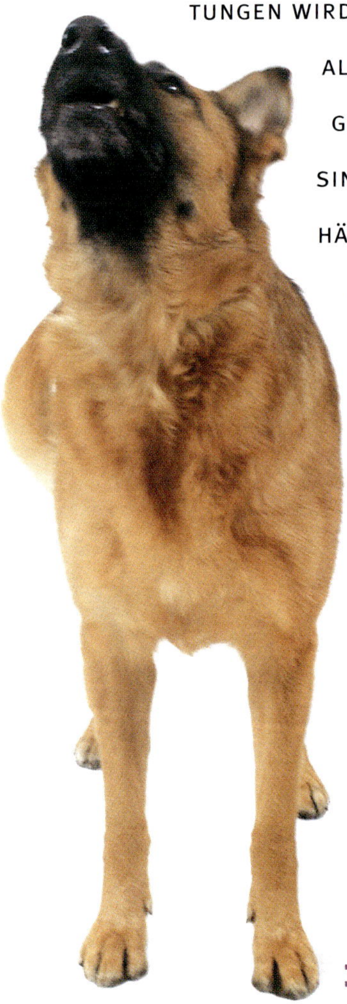

1b

1a Vor dem Singen nimmt Kessie eine aufrechte und gut geerdete Haltung ein. Beachte, wie sie die Pfoten in den Boden drückt, den Kopf hebt und die Brust öffnet. So kann der Atem vom Bauch bis durch die Kehle frei strömen. Mit einem tiefen Einatmen bereitet sie sich auf ihr OM vor.

1b Kessie demonstriert, wie die Silbe OM gesungen werden kann, indem man die Laute A – Ah, U – Uuh und M – Mmm einzeln artikuliert.

2 Nachdem Kessie dreimal OM gesungen und dabei gespürt hat, wie die Schwingung ihren Körper durchfließt, fühlt sie sich stark und auf ihr Inneres konzentriert. Jetzt ist sie bereit, mit ihren Übungen zu beginnen.

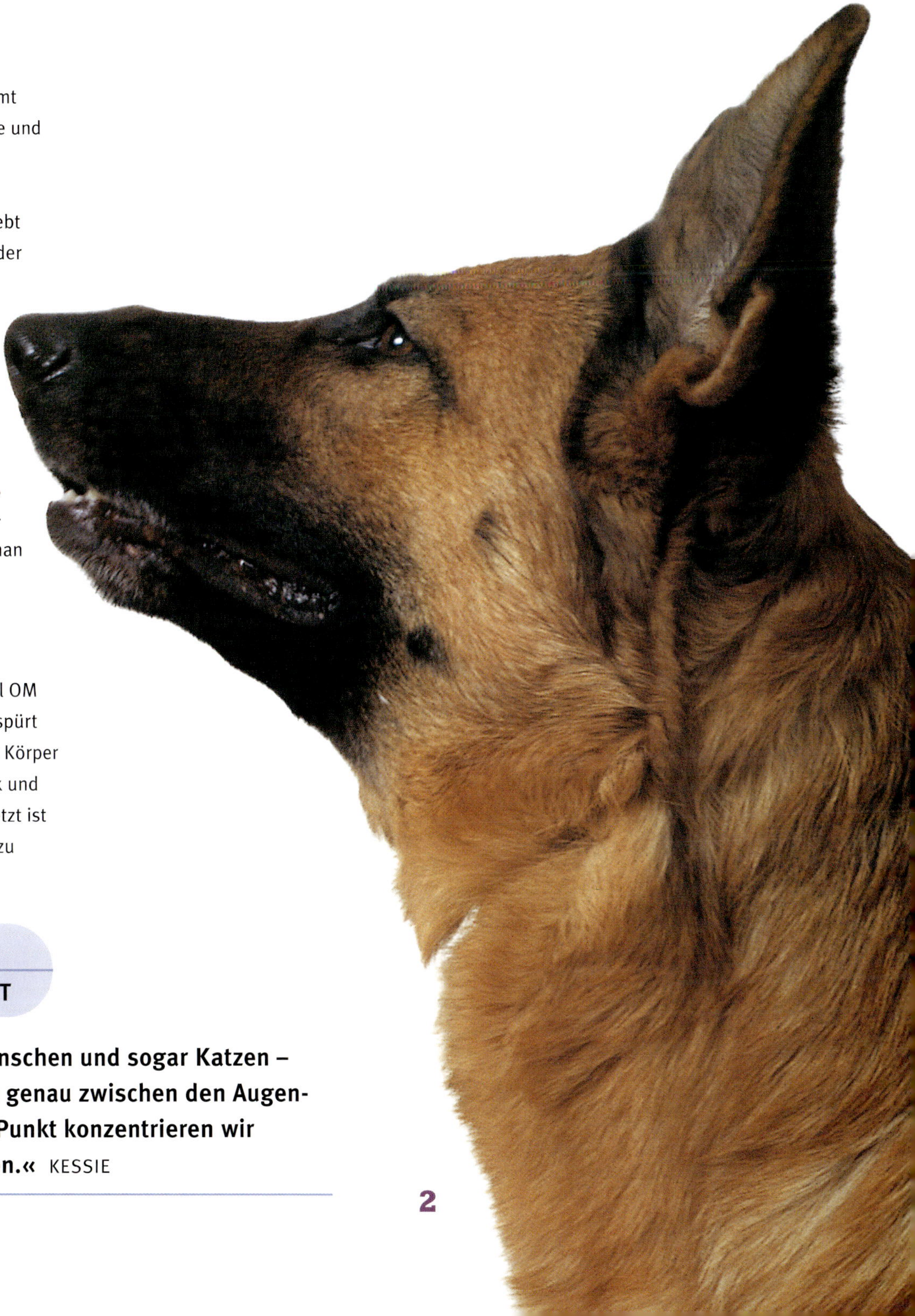

HUNDE-WEISHEIT

»Jeder – Hunde, Menschen und sogar Katzen – hat ein drittes Auge genau zwischen den Augenbrauen. Auf diesen Punkt konzentrieren wir uns, wenn wir singen.« KESSIE

Bewusstes Atmen

Yoga fängt beim Atmen an. Pranayama (Prana heisst Lebensenergie, also Atem, Yama bedeutet Beherrschung) ist die Technik, seinen Atem zu kontrollieren. Hunde beherrschen viele Atemtechniken; sie alle beginnen mit einfacher Bewusstwerdung.

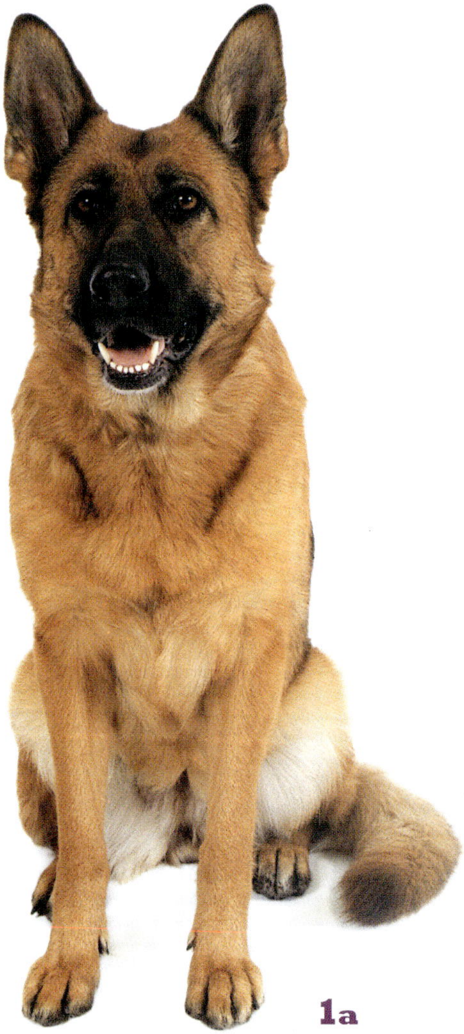

1a

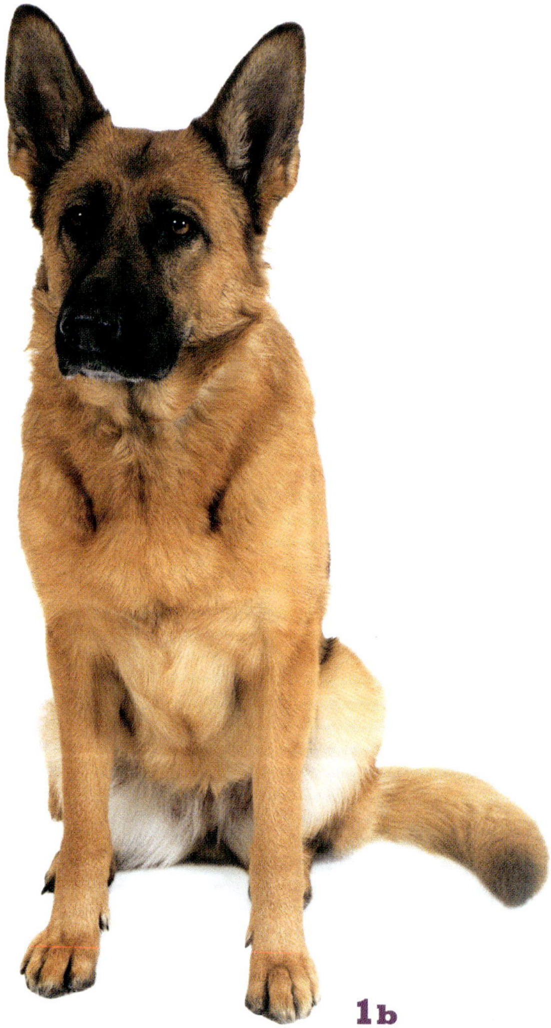

1b

1a Kessie sitzt mit gestrecktem Rücken, offener Brust und völlig ruhigen Flanken auf dem Boden. Eine gute Sitzposition ist unerlässlich für das Bewusste Atmen. Kessie beginnt, ihren Atem, seinen natürlichen Rhythmus und Klang, zu beobachten.

1b Kessie atmet bewusst langsamer und kontrolliert ihr Ein- und Ausatmen. Sie schließt sanft die Kiefer und atmet nur durch die Nase.

2 Pi demonstriert die Wirkung der kontrollierten Atmung. Seine Sauerstoffaufnahme steigt, sämtliche Körperfunktionen verbessern sich. Er streckt den Rücken und dehnt seine Brust, um noch mehr Luft aufzunehmen. Während er sich auf sein Inneres konzentriert, wird sein Blick ganz sanft.

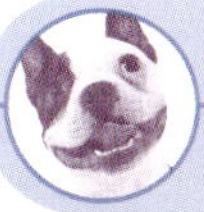

HUNDE-WEISHEIT

»Während der Bewussten Atmung putze ich mir manchmal die Nase mit einem leichten Schnauben. Regelmäßige Atemübungen sind ausgezeichnet für die Nebenhöhlen.« PI

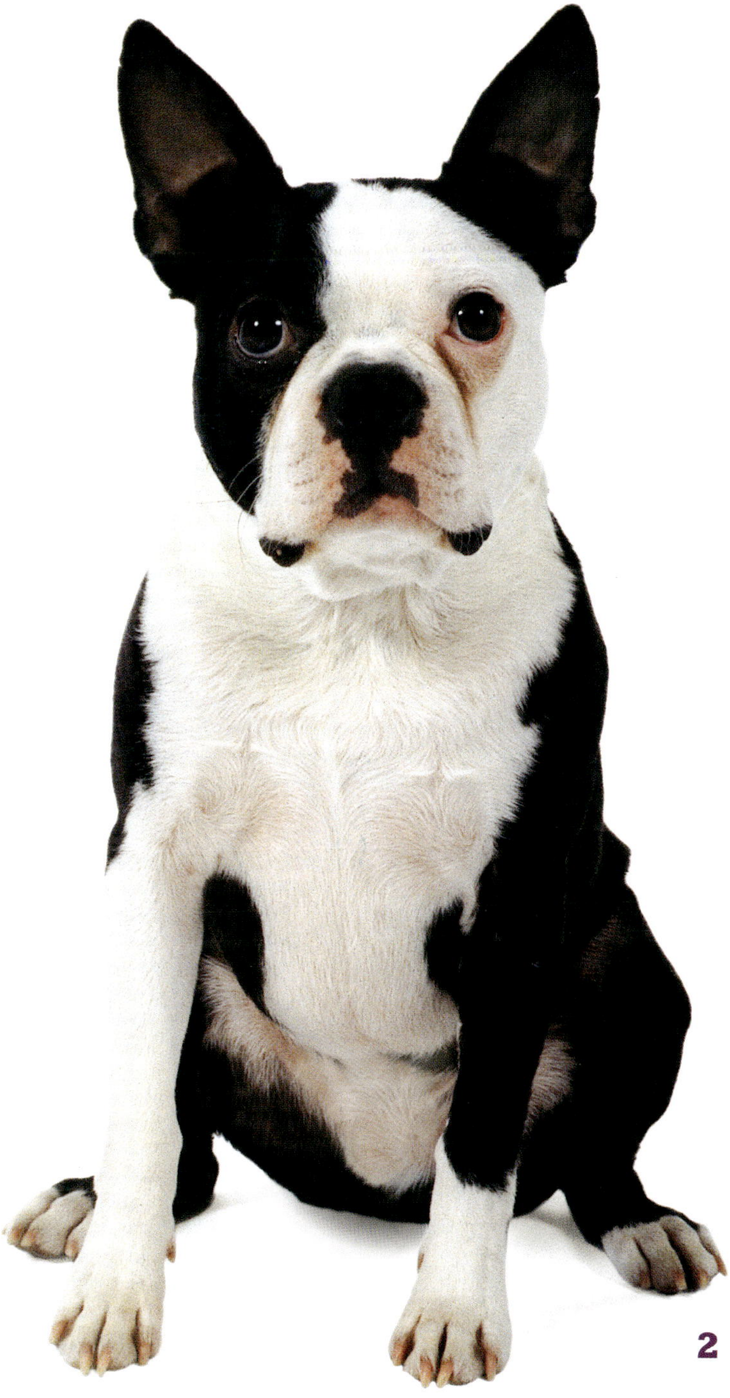

2

Der Atem des Eroberers

SIEGESSICHERES ATMEN (UJJAYI) IST EIN WICHTIGER TEIL JEDER YOGA-ÜBUNG, WIRD ABER EBENSO FÜR SICH ALLEINE AUSGEFÜHRT. UJJAYI BEDEUTET AUCH EROBERN. WÄHREND DER HUND SEINE LUNGEN FÜLLT, DEHNT SICH SEINE BRUST.

HUNDE-WEISHEIT

»Gib ein herzhaftes Knurren von dir!« BUSTER

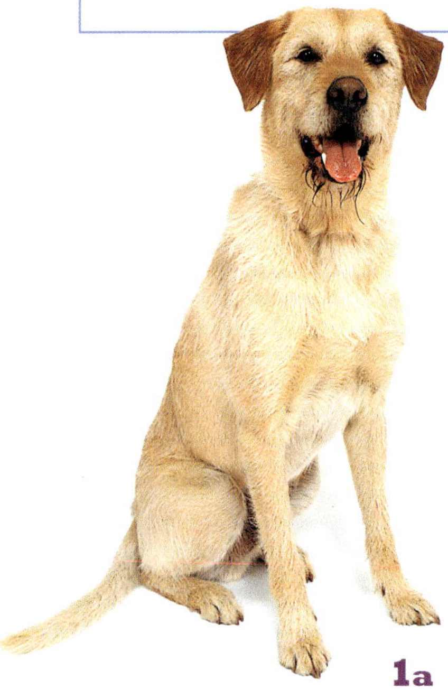

1a

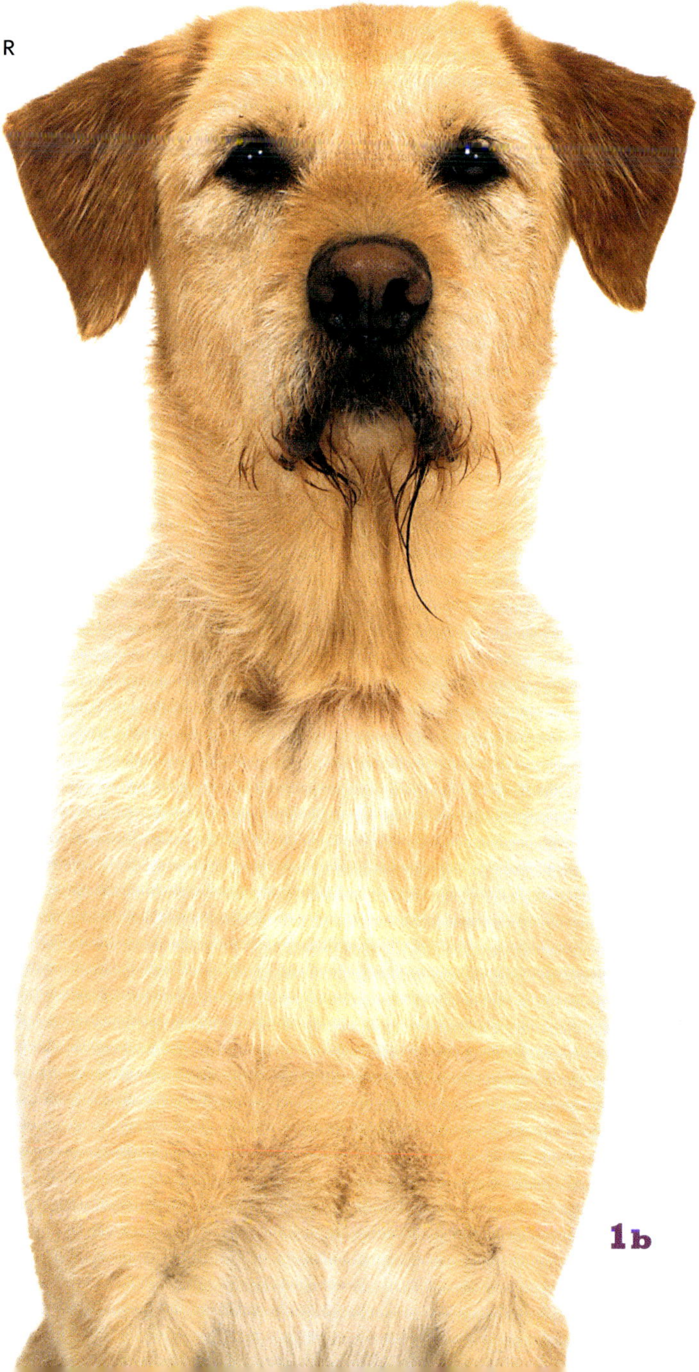

1b

1a Buster bereitet sich auf das Siegessichere Atmen vor. Dazu nimmt er zunächst eine erhabene Sitzhaltung mit guter Bodenfühlung ein.

1b Buster schließt das Maul und zieht Luft durch die Nase ein. Er verengt bewusst seine Kehle, damit er den Atemstrom besser kontrollieren kann. Beim Verengen der Kehle entsteht das typische Geräusch des Atems des Eroberers. Man kann es mit einem gedämpften Heulen vergleichen.
Achte auf Busters Nasenlöcher: Er hat sie ganz weit geöffnet, um den Luftstrom zu vergrößern.

2 Bennie beherrscht den Atem des Eroberers so perfekt, dass er dabei sogar das Zittern seiner Schnurrhaare kontrollieren kann.

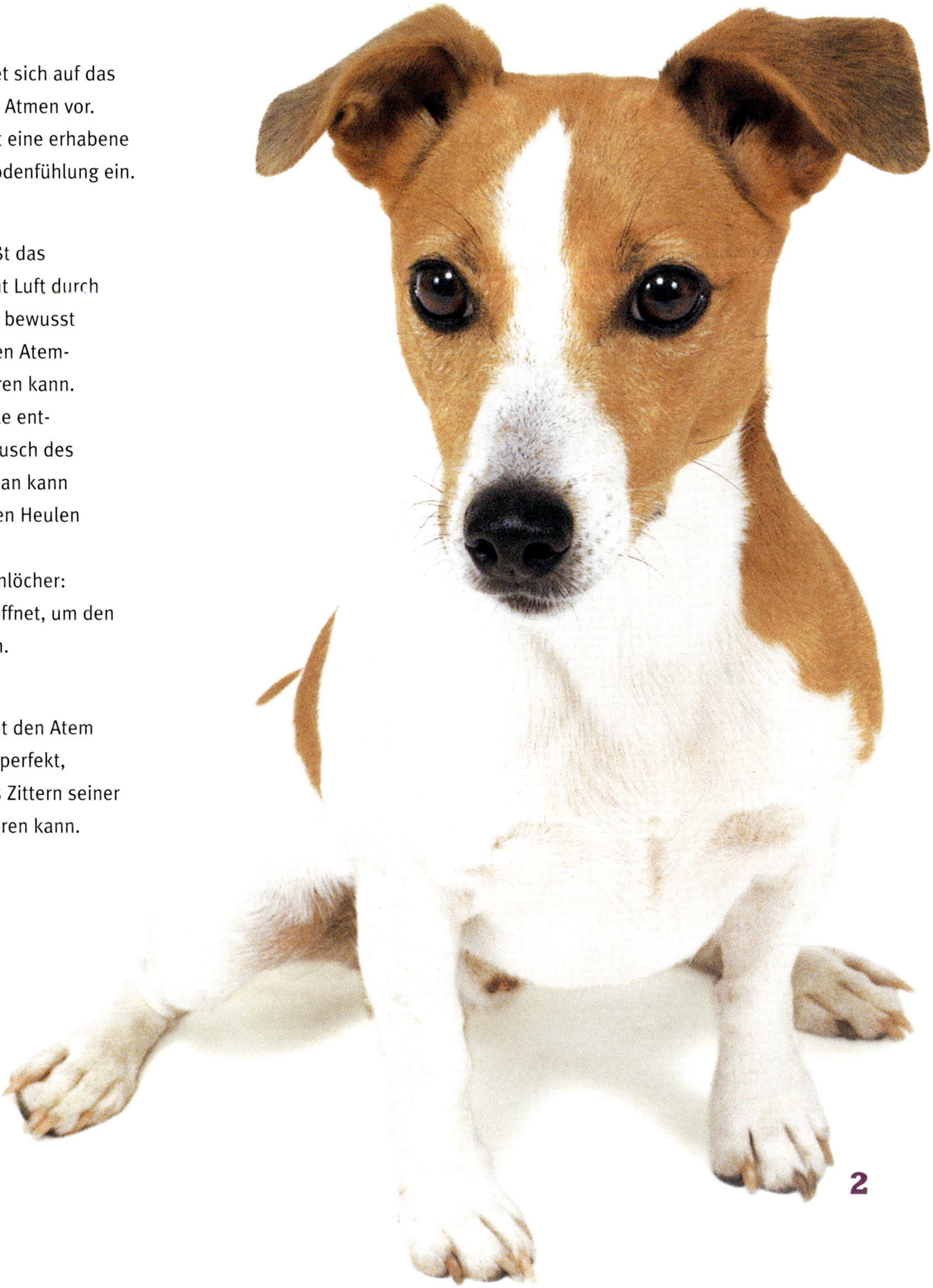

2

Kinnverschluss

Atemstromverschlüsse (Bandhas) sind Techniken für Fortgeschrittene. Hunde wenden sie an, um den Fluss der Atemenergie zu steuern. Der Kinnverschluss (Jalandhara Bandha) zügelt die Energie, die vom Atem des Eroberers erzeugt wird. Wenn ein Hund seine Energieströme kontrolliert, verharrt er reglos. Diese Konzentration sollte auf keinen Fall mit einer Ruhepause verwechselt werden.

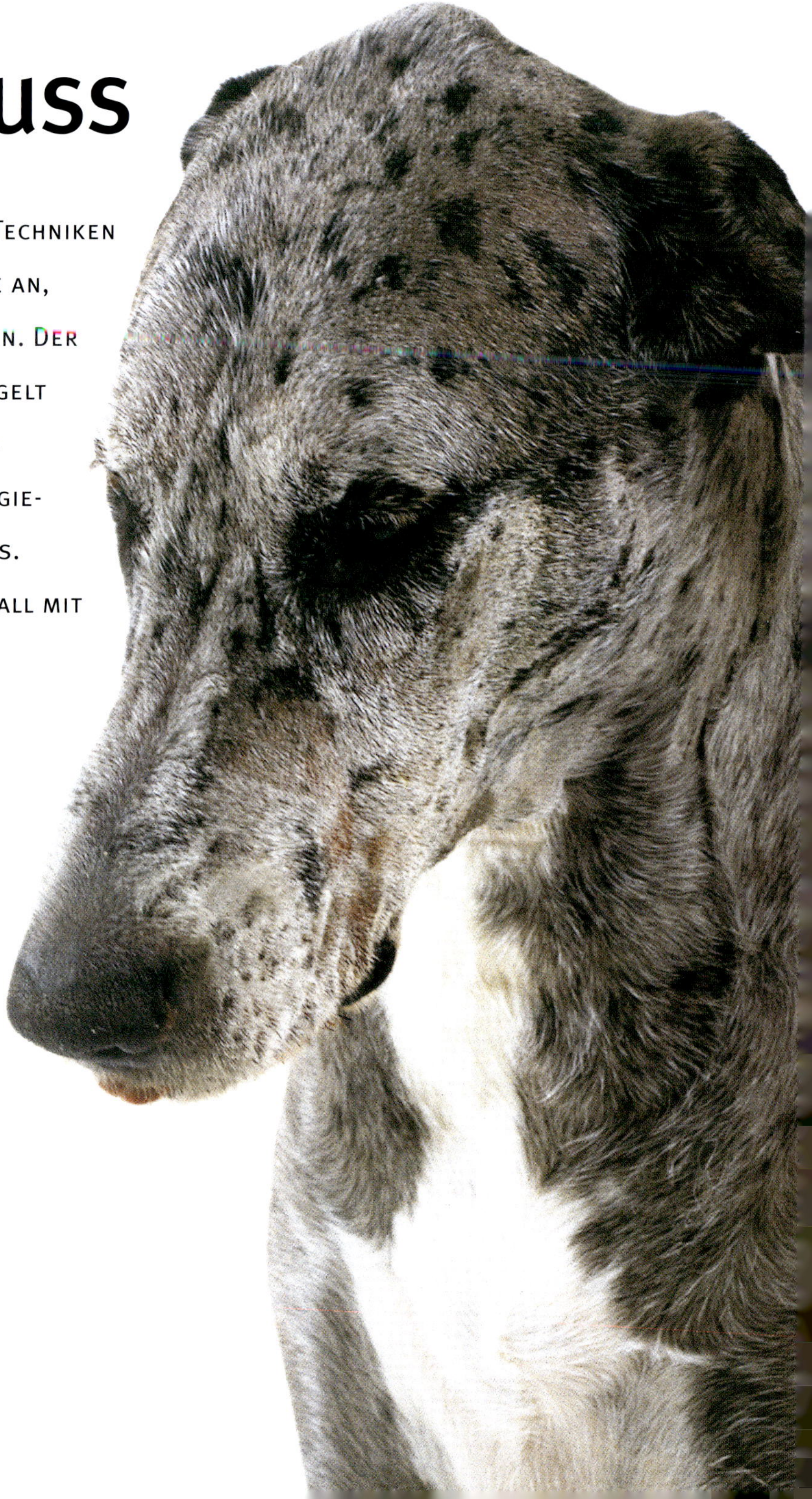

Beim Kinnverschluss hält der Hund nach dem Einatmen bewusst für ein paar Sekunden den Atem an. Auch beim Ausatmen macht er eine kurze Pause. Harlem zieht dabei ihr Kinn auf die Brust herunter, während sie gleichzeitig die Brust anhebt.

Feueratem

DER FEUERATEM, AUCH BEKANNT ALS HEISSER ATEM ODER HECHELN, IST EIN REINIGENDER, ANREGENDER ATEM. DIESE AKTIVE ATEMTECHNIK NUTZT DIE KÖRPEREIGENE WÄRMEENERGIE (HUNDE KÖNNEN HITZE ÜBER IHRE ZUNGEN ABLEITEN). ES WIRD KRAFTVOLL EIN- UND AUSGEATMET: DER ATEM WIRD MIT STARK ANGESPANNTEN UNTERLEIBSMUSKELN AUSGESTOSSEN, DARAUF FOLGT EIN SCHNELLES, KRÄFTIGES EINATMEN.

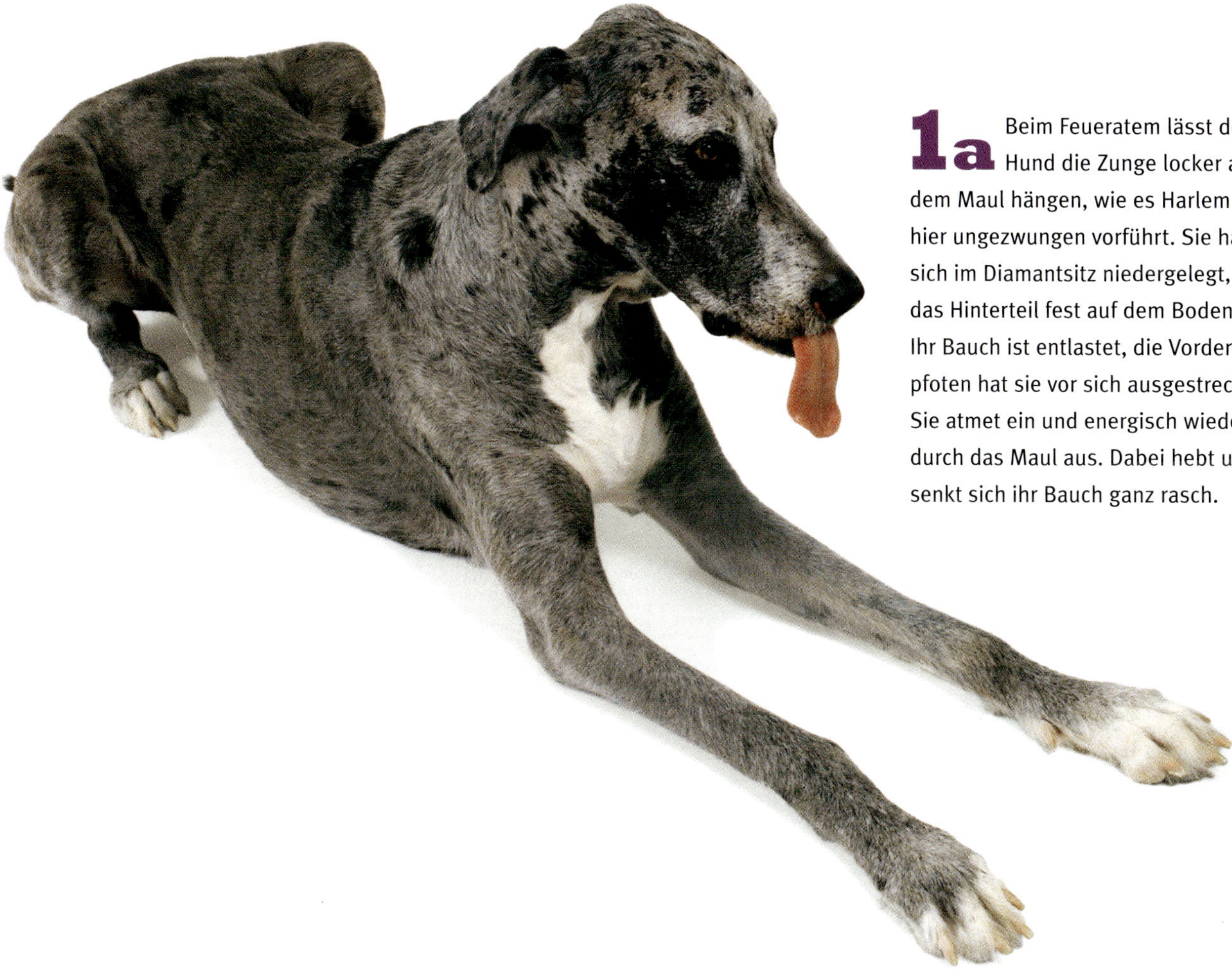

1a Beim Feueratem lässt der Hund die Zunge locker aus dem Maul hängen, wie es Harlem hier ungezwungen vorführt. Sie hat sich im Diamantsitz niedergelegt, das Hinterteil fest auf dem Boden. Ihr Bauch ist entlastet, die Vorderpfoten hat sie vor sich ausgestreckt. Sie atmet ein und energisch wieder durch das Maul aus. Dabei hebt und senkt sich ihr Bauch ganz rasch.

1b Der Feueratem ist auch ein reinigender Atem, und das bedeutet, dass dabei aus dem Maul oder den Nebenhöhlen oft Schleim abfließt. Hunde haben den Menschen voraus, dass sie derlei körperliche Abfallprodukte mit einem schnellen Wischer der Zunge beseitigen können. Harlem säubert sich rasch zwischen zwei Atemzyklen.

HUNDE-WEISHEIT

»Obwohl Feueratem nicht unbedingt bedeutet, dass ich durstig bin, ist es immer schön, wenn eine Schüssel frisches, kühles Wasser bereitsteht.« HARLEM

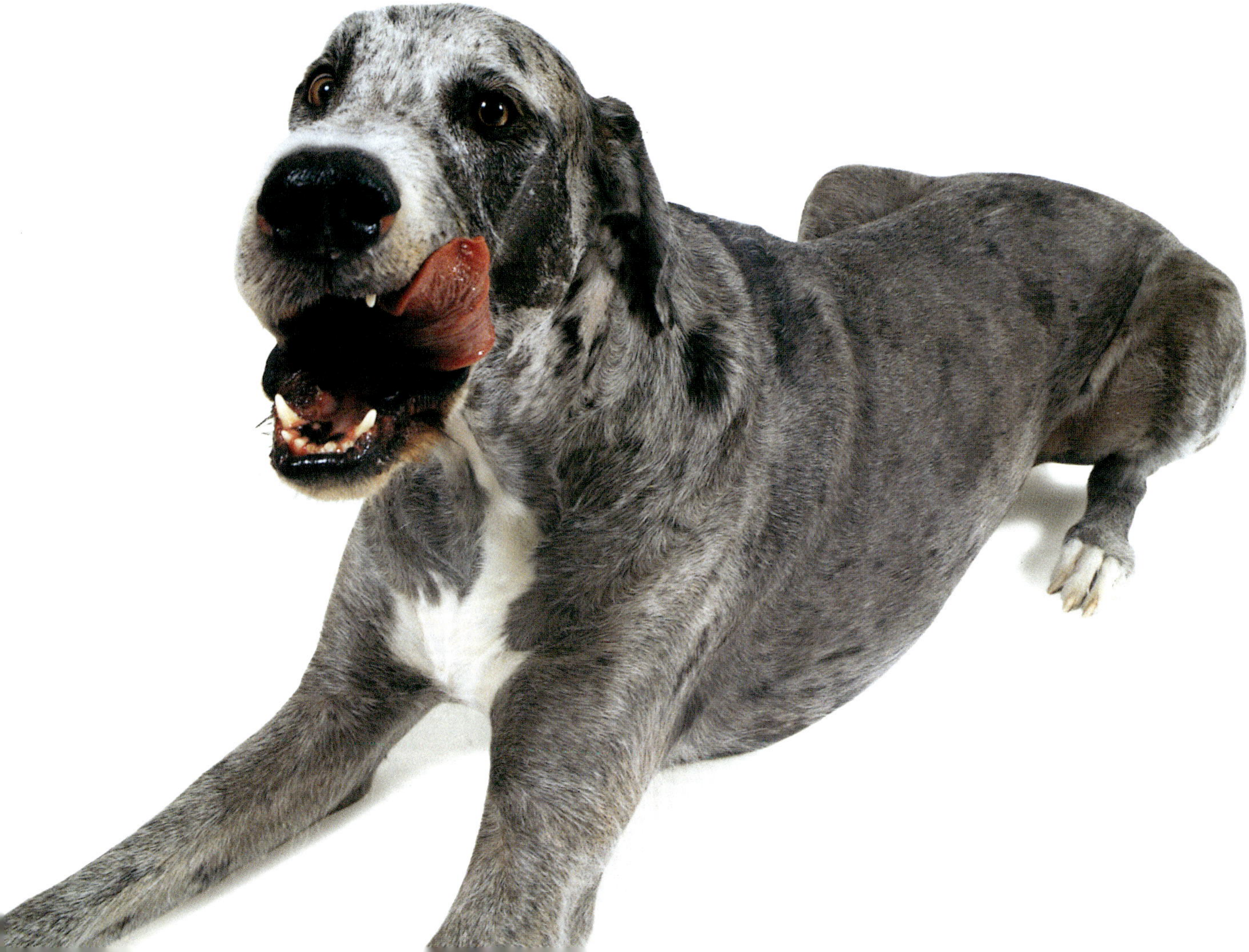

2 Nach zehn bis fünfzehn Atemzügen legt Harlem eine kurze Pause ein, schließt ihr Maul und atmet normal, bevor sie ihre Zunge herausstreckt und einen neuen Zyklus beginnt.

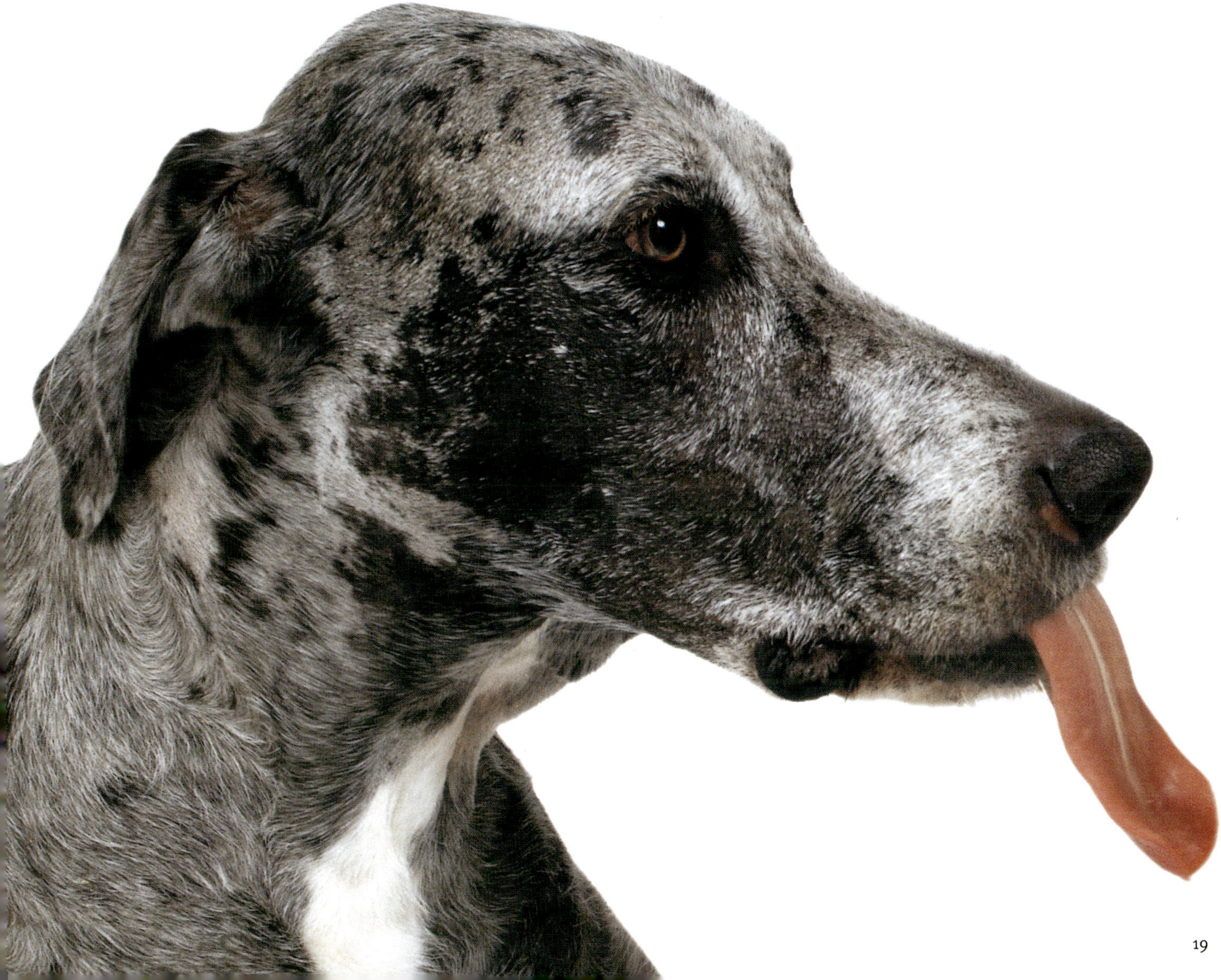

Wechselatmung

Die Wechselatmung (Nadi Shodhana) ist eine Technik der Atemkontrolle, bei der nur durch ein Nasenloch ein- und ausgeatmet wird. Die Übung ist besonders gut für Hunde (und Menschen), die an einer verstopften Nase leiden.

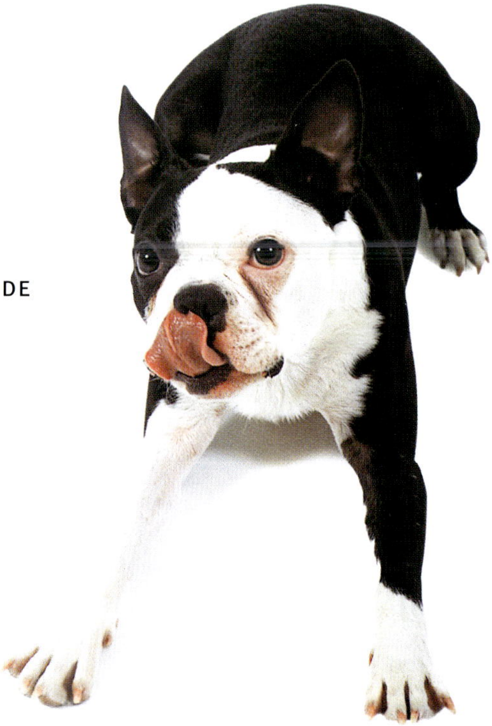

1a

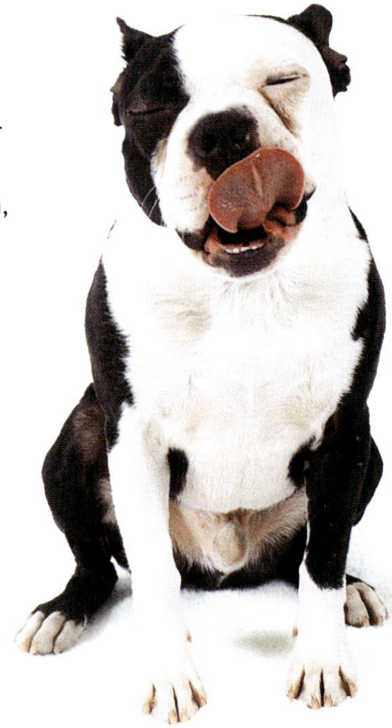

1b

1a Pi streckt zunächst seine Zunge heraus und verschließt damit das rechte Nasenloch. Dann atmet er langsam durch das linke Nasenloch ein und füllt seine Lunge. Ist sie voll, drückt er die Zunge auf sein linkes Nasenloch und öffnet damit das rechte, durch das er langsam ausatmet.

1b Wenn Pi vollständig ausgeatmet hat, zieht er durch das rechte Nasenloch wieder Luft ein, bis die Lunge voll ist. Dann deckt er es mit seiner Zunge ab und atmet langsam durch das frei gewordene linke Nasenloch aus. Dieser Ablauf entspricht einer Runde Wechselatmung.

Kühlende Atmung

DIE KÜHLENDE ATMUNG (SITALI) GEHÖRT EBENFALLS ZU DEN AKTIVEN ATEMTECHNIKEN. SIE WIRD VON HUNDEN OFT ANGEWENDET, BESONDERS WENN SIE SICH ÜBERHITZT FÜHLEN, DENN SIE KÜHLT KÖRPER UND GEIST. TYPISCH DAFÜR IST EIN ZISCHENDES GERÄUSCH, DAS MENSCHEN OFT FÜR EIN SEUFZEN HALTEN.

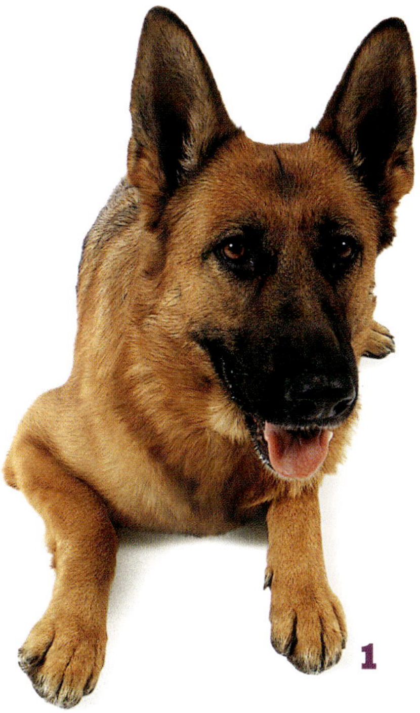

1

1 Kessie lässt ihre Zunge leicht heraushängen; die Seitenkanten sind nach oben gerollt, es entsteht eine lange Röhre. Wenn Kessie den Atem durch diese Röhre einzieht, kann sie sich dabei angenehm abkühlen. Beim Ausatmen lässt sie die heißere, übelriechende Luft durch die Nase ausströmen.

2 Einer der wesentlichen Aspekte beim Yoga ist die innere Einstellung, mit der man die Übungen ausführt. Beachte, mit welcher Unbeschwertheit Pi an seine Übung herangeht! Während der Kühlenden Atmung formen sich seine Maulwinkel zu einem leichten Lächeln. Das innere Lächeln zu bewahren ist eigentlich eine eigene Übung.

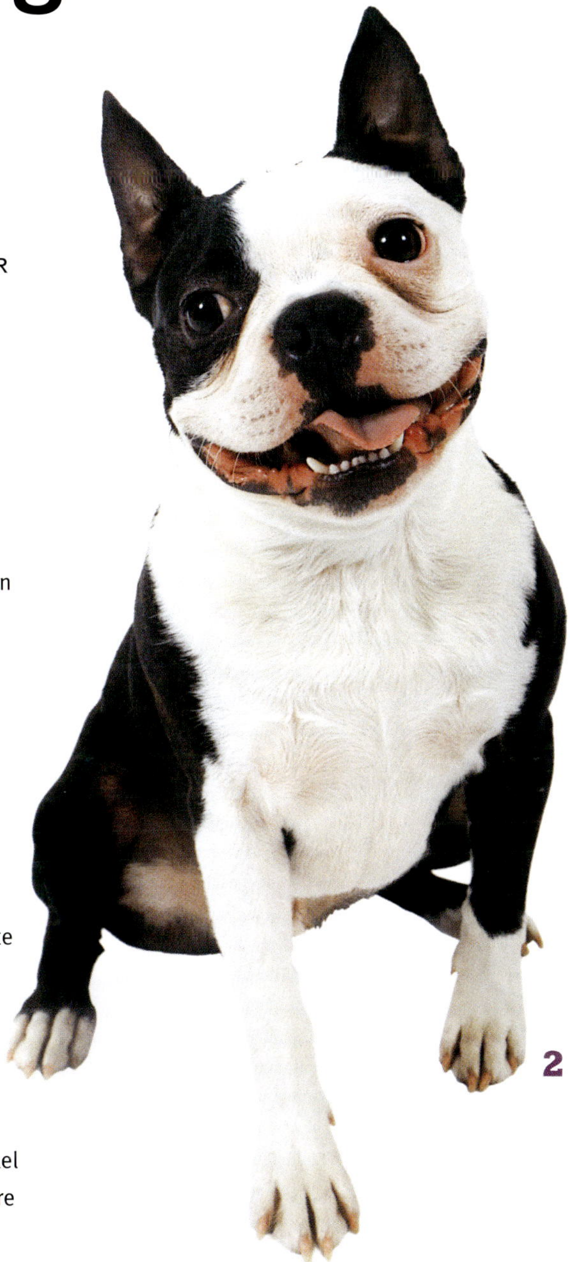

2

Die Bergstellung

Gezieltes Atmen versetzt Hunde in einen ruhigen und doch aufmerksamen Bewusstseinszustand. Dann sind sie bereit für die Übungen im Stehen. Die Erste davon ist die Bergstellung (Tadasana); mit ihr beginnt und endet jede im Stehen ausgeführte Übung.

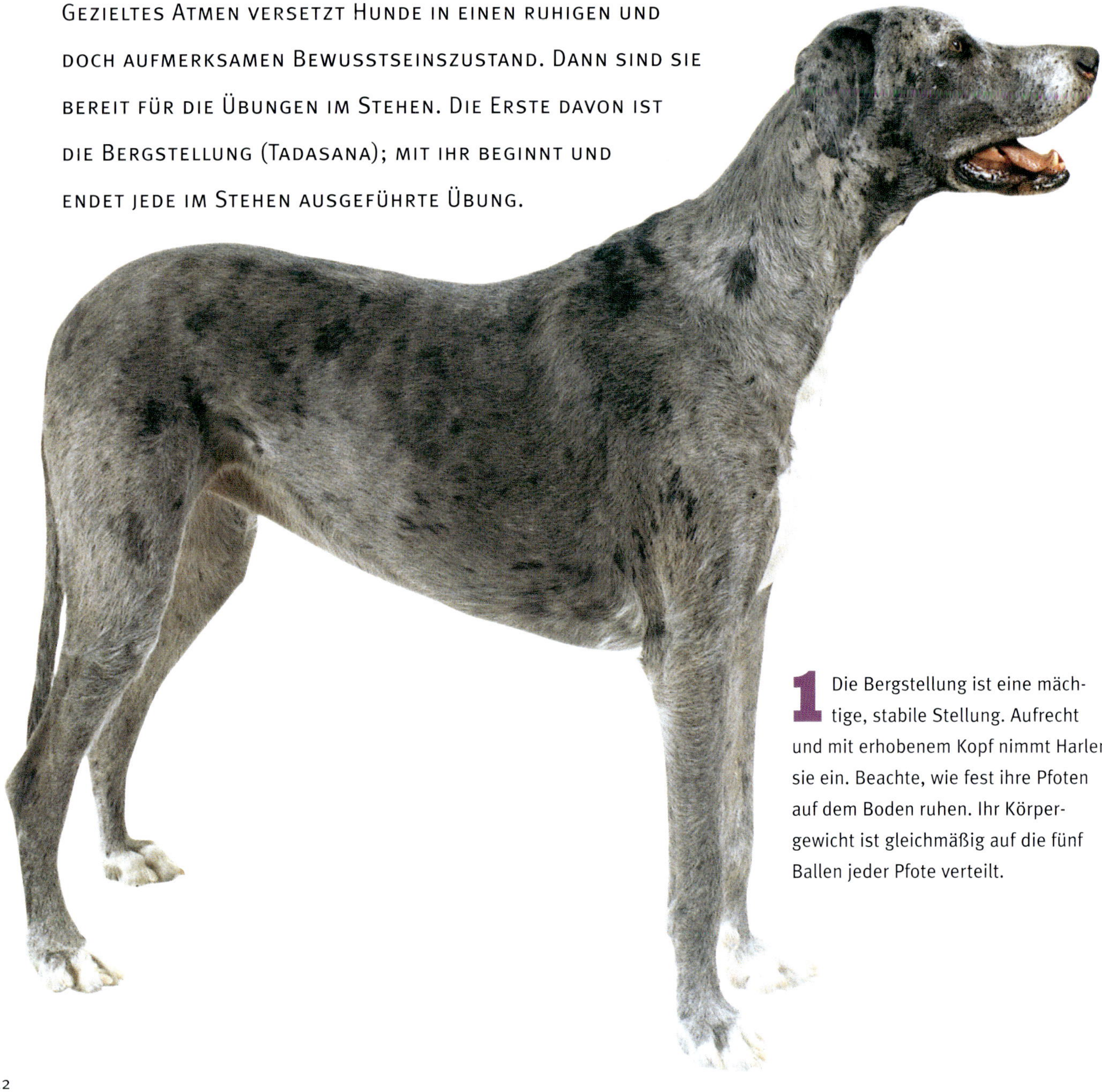

1 Die Bergstellung ist eine mächtige, stabile Stellung. Aufrecht und mit erhobenem Kopf nimmt Harlem sie ein. Beachte, wie fest ihre Pfoten auf dem Boden ruhen. Ihr Körpergewicht ist gleichmäßig auf die fünf Ballen jeder Pfote verteilt.

HUNDE-WEISHEIT

»In der Bergstellung male ich mir manchmal aus, ich sei ein Berg, umgeben von anderen Bergen, die rings um mich aufragen. Manchmal bestehen die Berge aus Hundekuchen; dann übe ich mich in Beherrschung. Ich beobachte mein Verlangen zu fressen, aber ich gebe ihm nicht nach.« PI

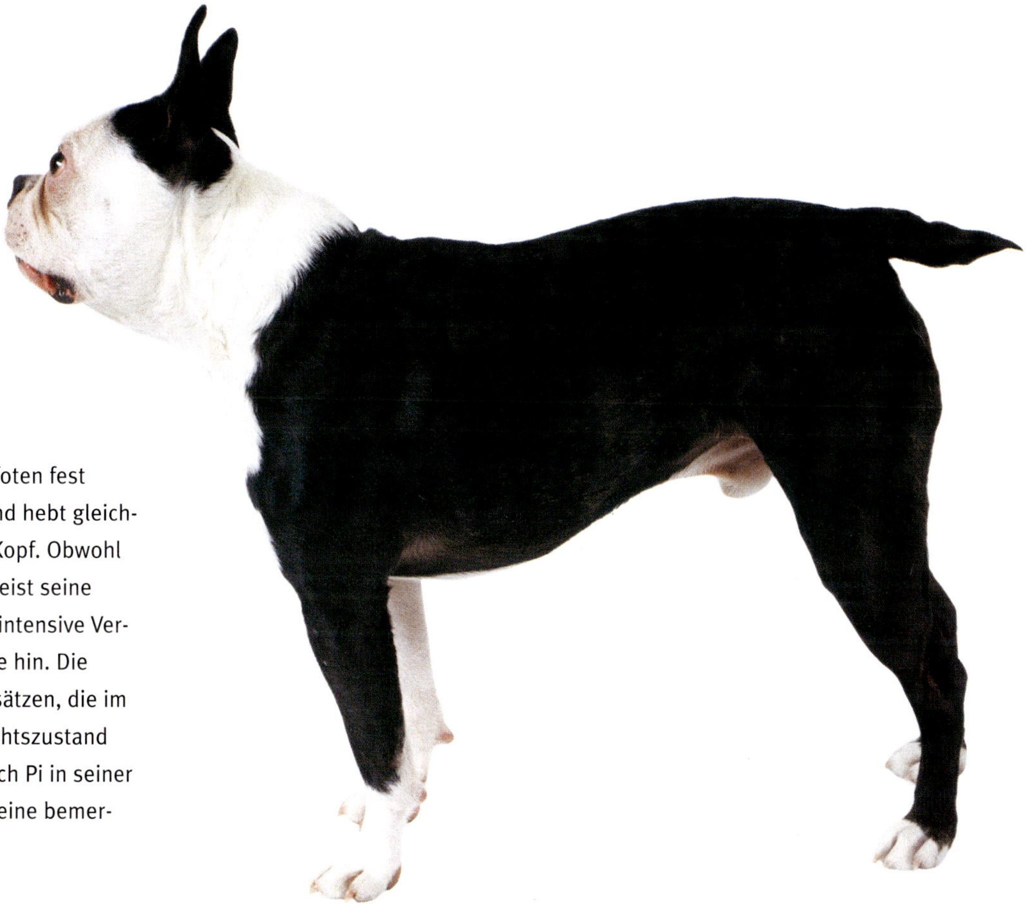

2 Pi presst seine Pfoten fest auf den Boden und hebt gleichzeitig Oberkörper und Kopf. Obwohl Pis Blick sanft bleibt, weist seine Konzentration auf eine intensive Verbundenheit mit der Erde hin. Die Verbindung von Gegensätzen, die im Yoga einen Gleichgewichtszustand herbeiführt, verleiht auch Pi in seiner gut geerdeten Haltung eine bemerkenswerte Leichtigkeit.

Abwärts blickender Hund

Der Abwärts blickende Hund (Adho Mukha Svanasana) ist eine der bekanntesten Yoga-Stellungen und ein unerlässlicher Teil jeder Yoga-Praxis. Ihm liegt das Prinzip der Gegensätze zugrunde: Der Hund muss Druck nach unten ausüben und sich gleichzeitig nach oben dehnen. Diese Stellung sagt auch: Spiel mit mir – diese Botschaft ermunterte einst die Menschen dazu, sich auf den Boden niederzulassen und ihre Hunde zu imitieren.

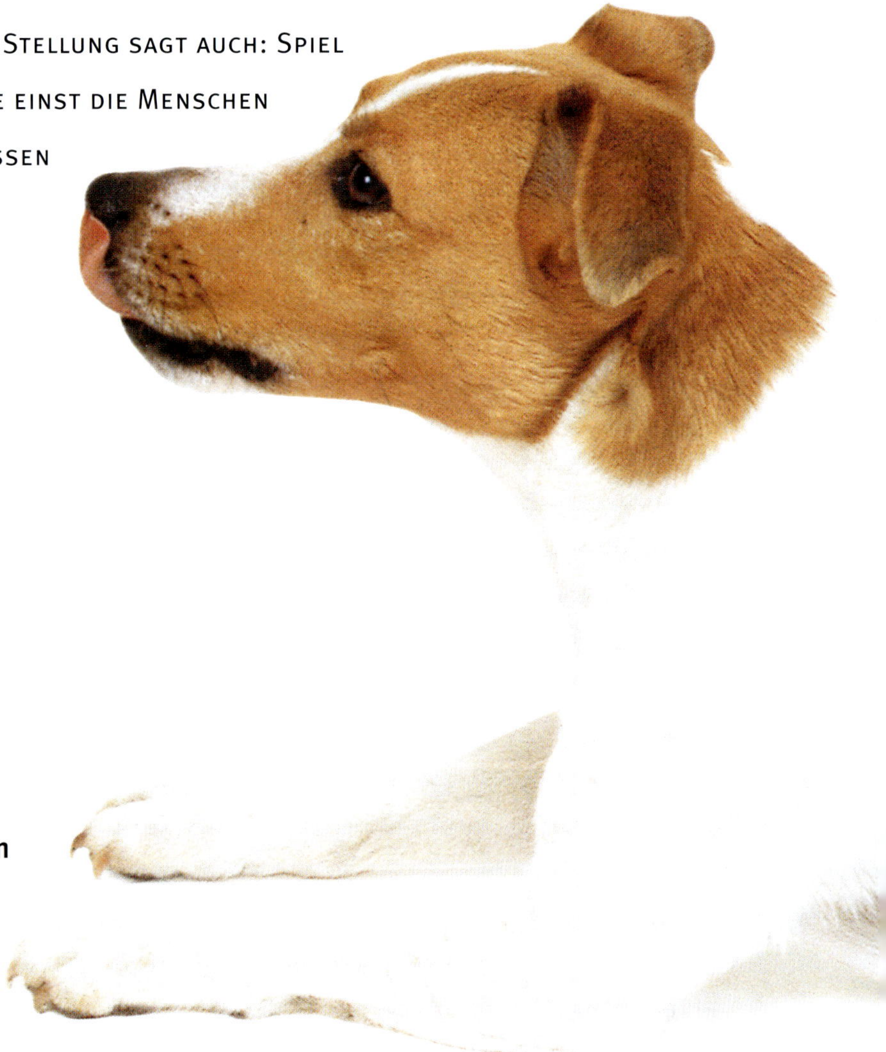

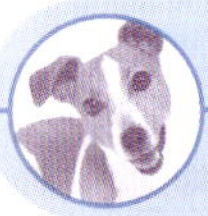

Hunde-Weisheit

»Für besonders gute Dehnung hebe deinen Schwanz himmelwärts! Wenn du keinen hast, dann stell dir einfach vor, du hättest einen.« Bennie

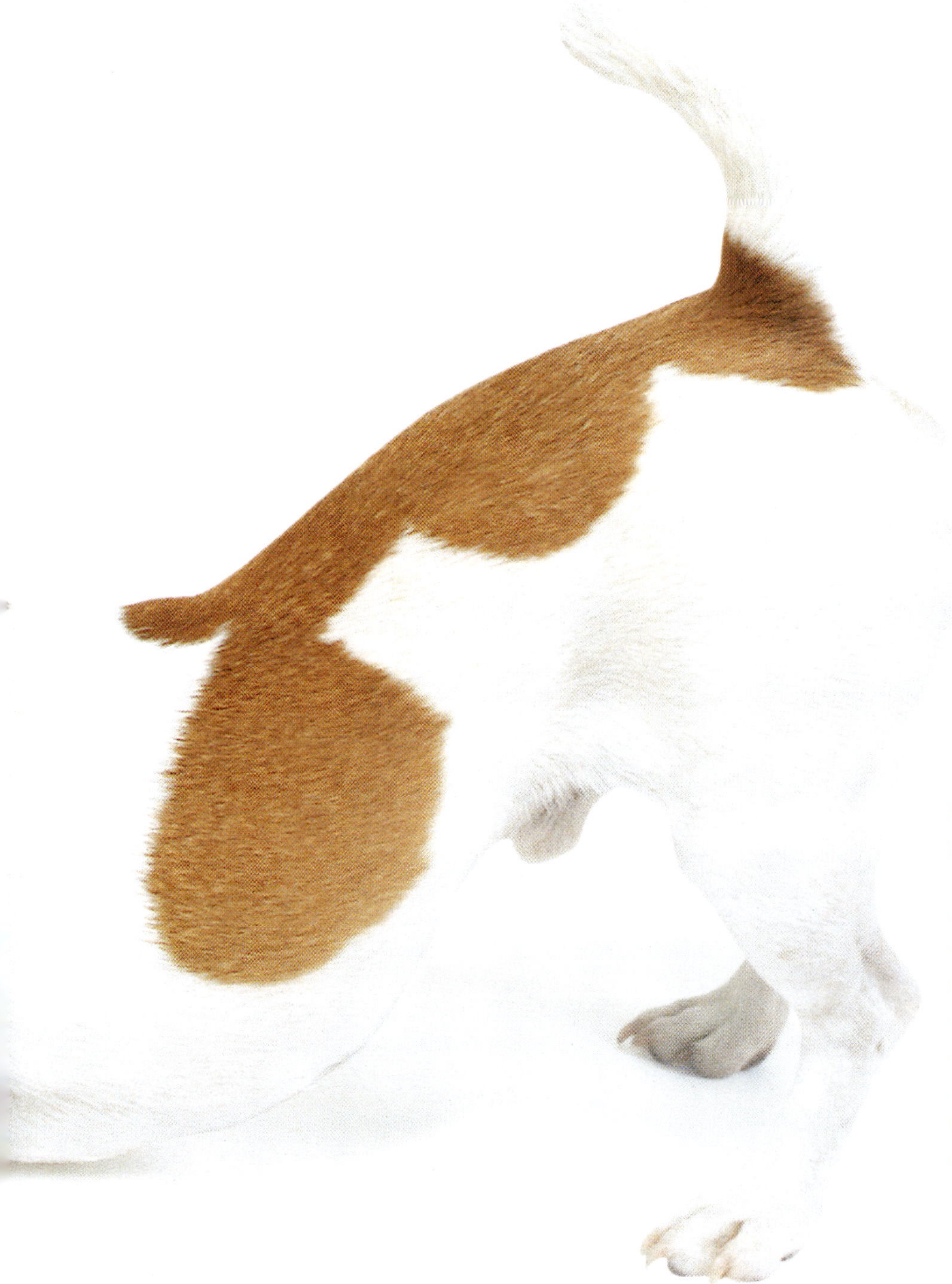

1 Von der Bergstellung ausgehend, verlagert Bennie sein Gewicht auf die Hinterpfoten und hebt Hinterteil und Schwanz in die Höhe. Die Vorderpfoten weisen nach vorne und liegen schulterbreit auseinander. Bennie drückt die Pfotenballen auf den Boden; er dehnt seine Brust nach vorne, und der hintere Rückenbereich macht einen leichten Bogen. Den Höhepunkt der Übung begleitet oft ein feierliches Nasenlecken.

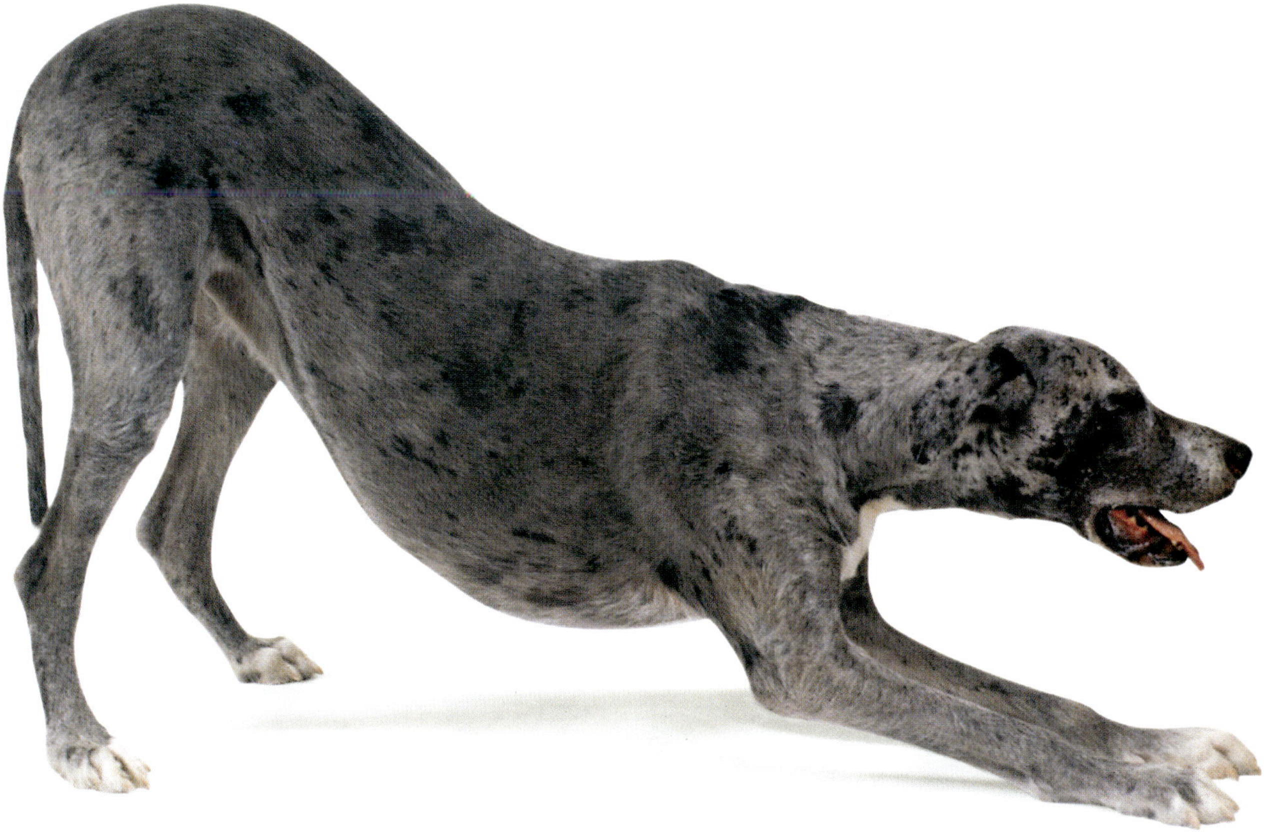

2a Der Abwärts blickende Hund ist eine Lieblingsstellung vieler Hunde – kein Wunder! Sie ist nämlich von hervorragendem Nutzen für die Vierbeiner. Ihre Beinmuskeln, vom Eichhörnchenjagen öfter mal verspannt, werden dabei gedehnt. Außerdem ist die Stellung ausgezeichnet geeignet, um andere Hunde mit einem langen, respektvollen Schnüffeln zu begrüßen.

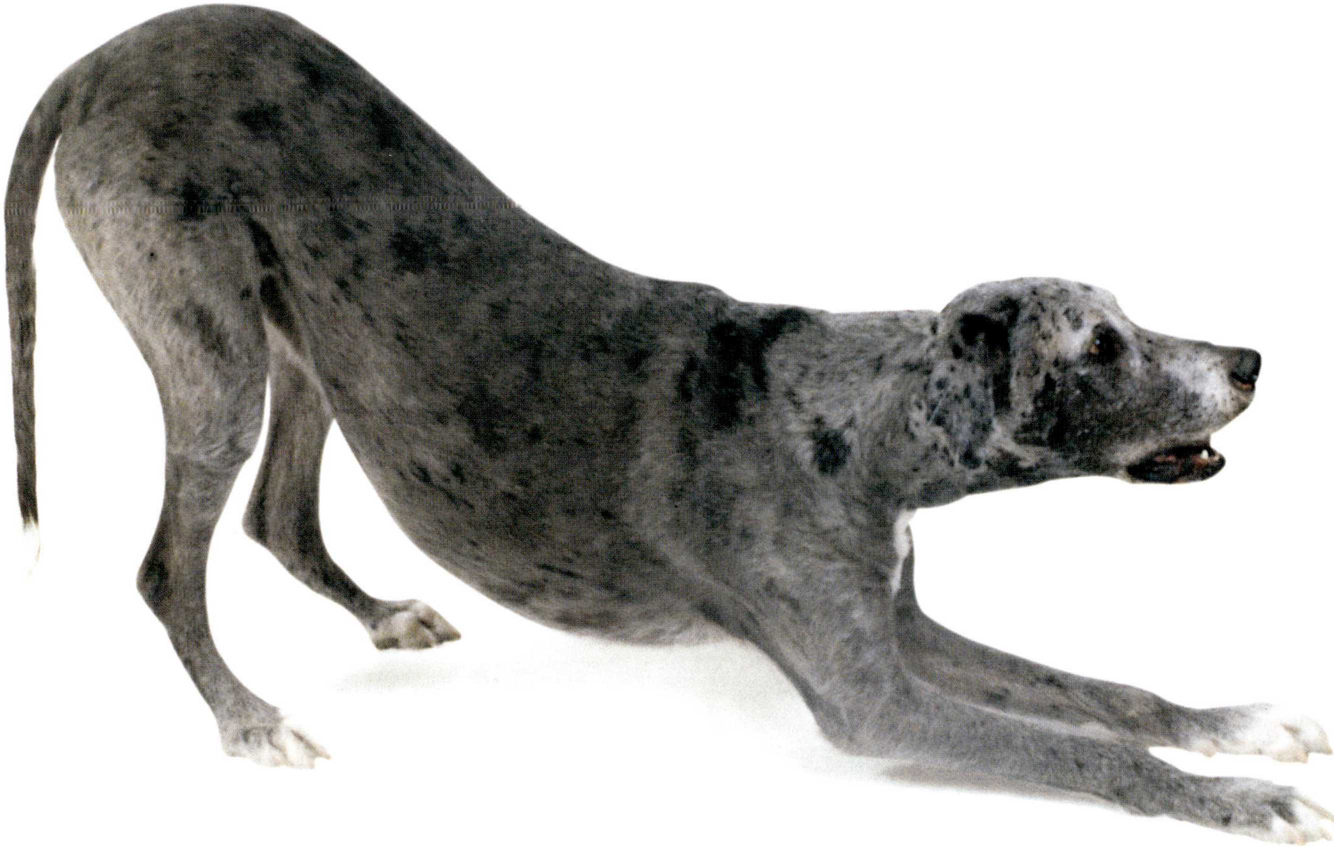

2b Der Abwärts blickende Hund hilft gegen Stauchungen entlang der Wirbelsäule. Bei dieser Übung verwandelt sich der Hund in ein einziges großes Gähnen. Um die Wirkung zu verstärken, schiebt Harlem ihre Hinterbacken noch weiter nach hinten. Das Gleichgewicht hält sie mit dem herabhängenden Schwanz, den Kopf hebt sie an. Jetzt könnte sie blitzschnell losspringen, besonders wenn jemand einen Ball wirft.

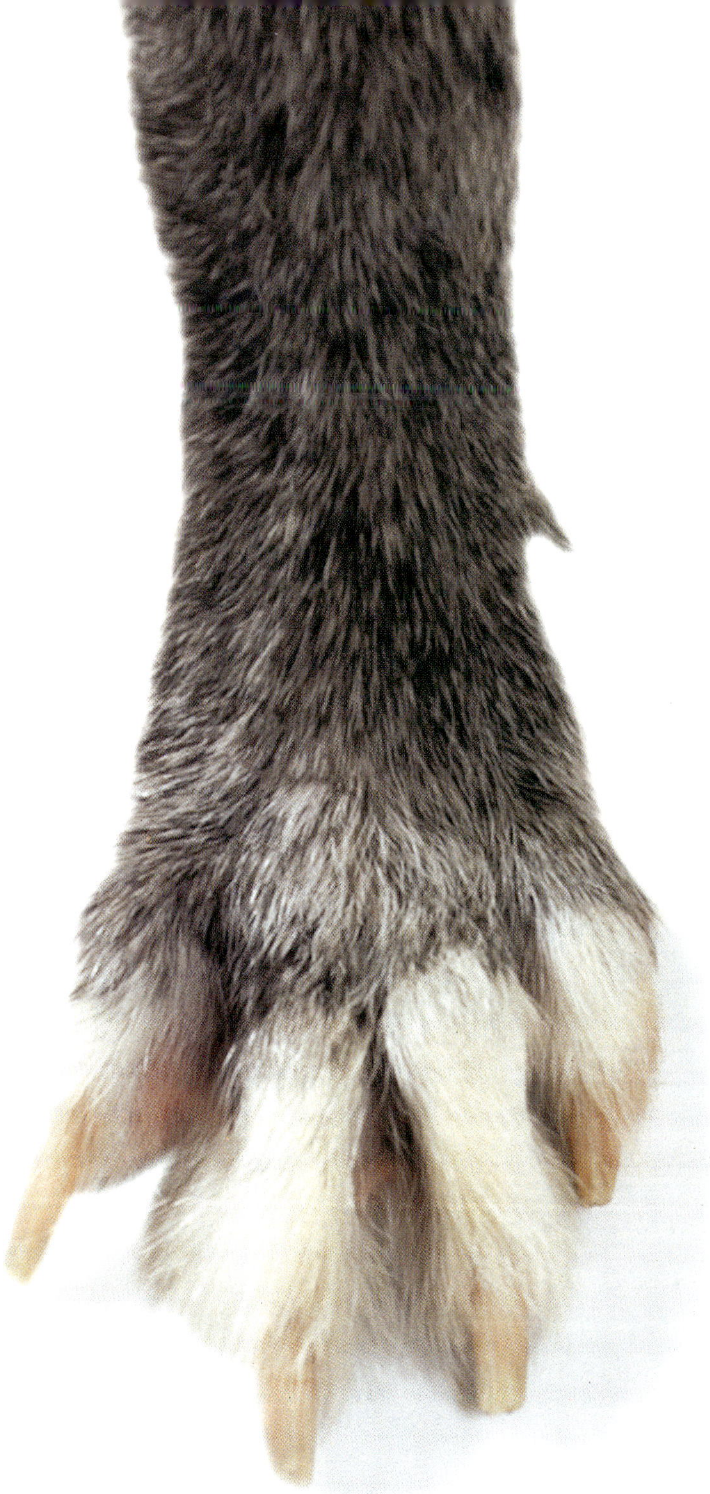

3 Die Pfotenhaltung ist beim Abwärts blickenden Hund besonders wichtig. Denn über die Pfoten ist der Hund mit der Erde verbunden, seiner Kraftquelle. Harlem drückt ihre Pfotenballen gleichmäßig auf den Boden, so dass sich nirgendwo in der Pfote Spannungen aufbauen können. Die Zehen stehen alle gleich weit auseinander. Harlem stellt sich vor, die Lücken zwischen ihren Zehen seien Eingangstore für ihre unbändige Energie.

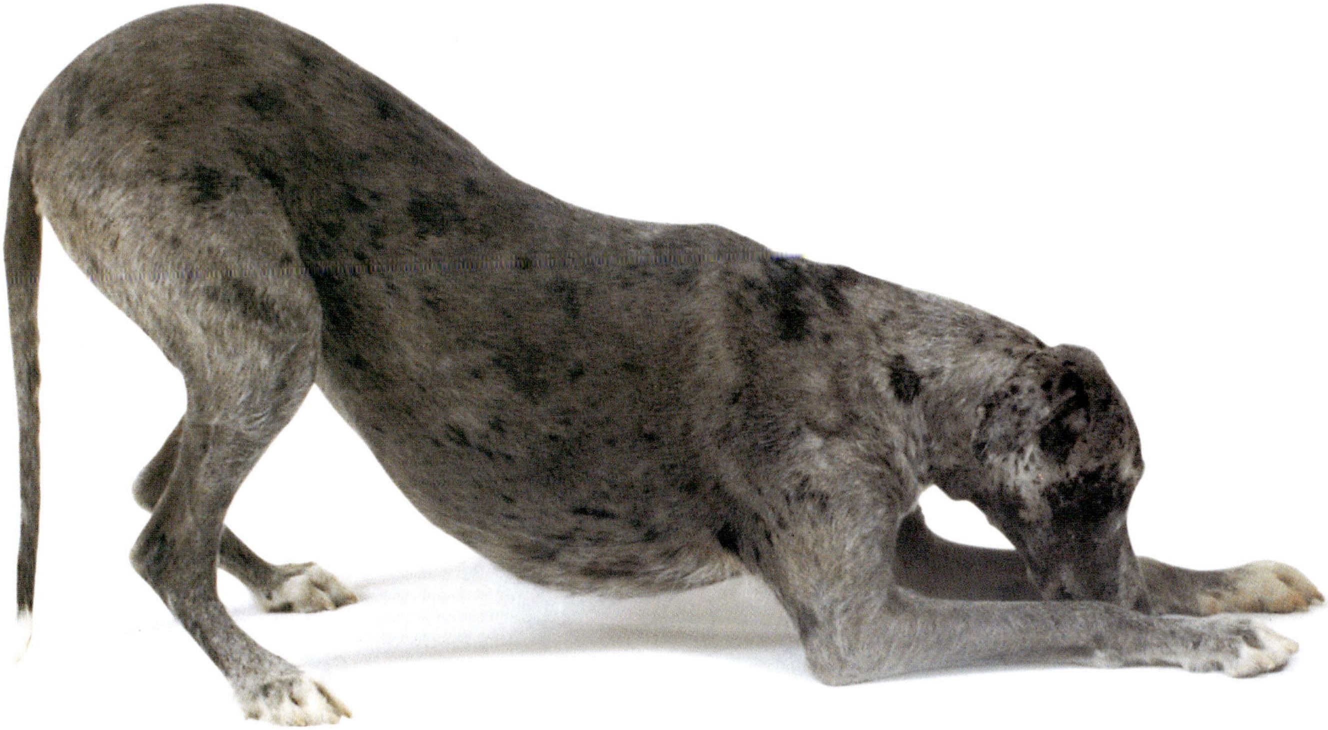

4 Der Abwärts blickende Hund ist eine anspruchsvolle Übung, die sowohl Kraft als auch Beweglichkeit erfordert. Wird ein Hund von seinen Gefühlen überwältigt, kann er sich mit dem Abwärts blickenden Hund stärken: Der Kopf und/oder die Ellbogen werden dann auf den Boden platziert. Harlem demonstriert diese Variante, die sich auch gut eignet, wenn der Hund erschöpft ist und zu einer liegenden Stellung übergehen möchte.

TIPP FÜR MENSCHEN

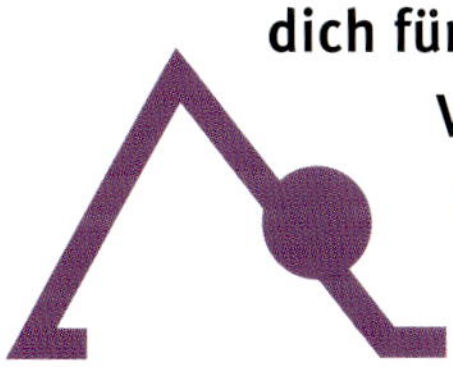

Wenn du nur Zeit für eine Übung hast, entscheide dich für diese Lieblingsübung der Hunde. Versuche, ihr freudiges Beckenheben nachzuahmen, aber halte den Kopf unten und den Hals in gerader Linie dazu.

Aufwärts blickender Hund

Der Aufwärts blickende Hund (Urdhva Mukha Svanasana) – eine weitere grundlegende Yoga-Stellung – ist eine belebende Übung. Sie richtet die Wirbelsäule gerade aus und regt die Nieren an (nach dieser Übung könnte ein Spaziergang dringend nötig sein).

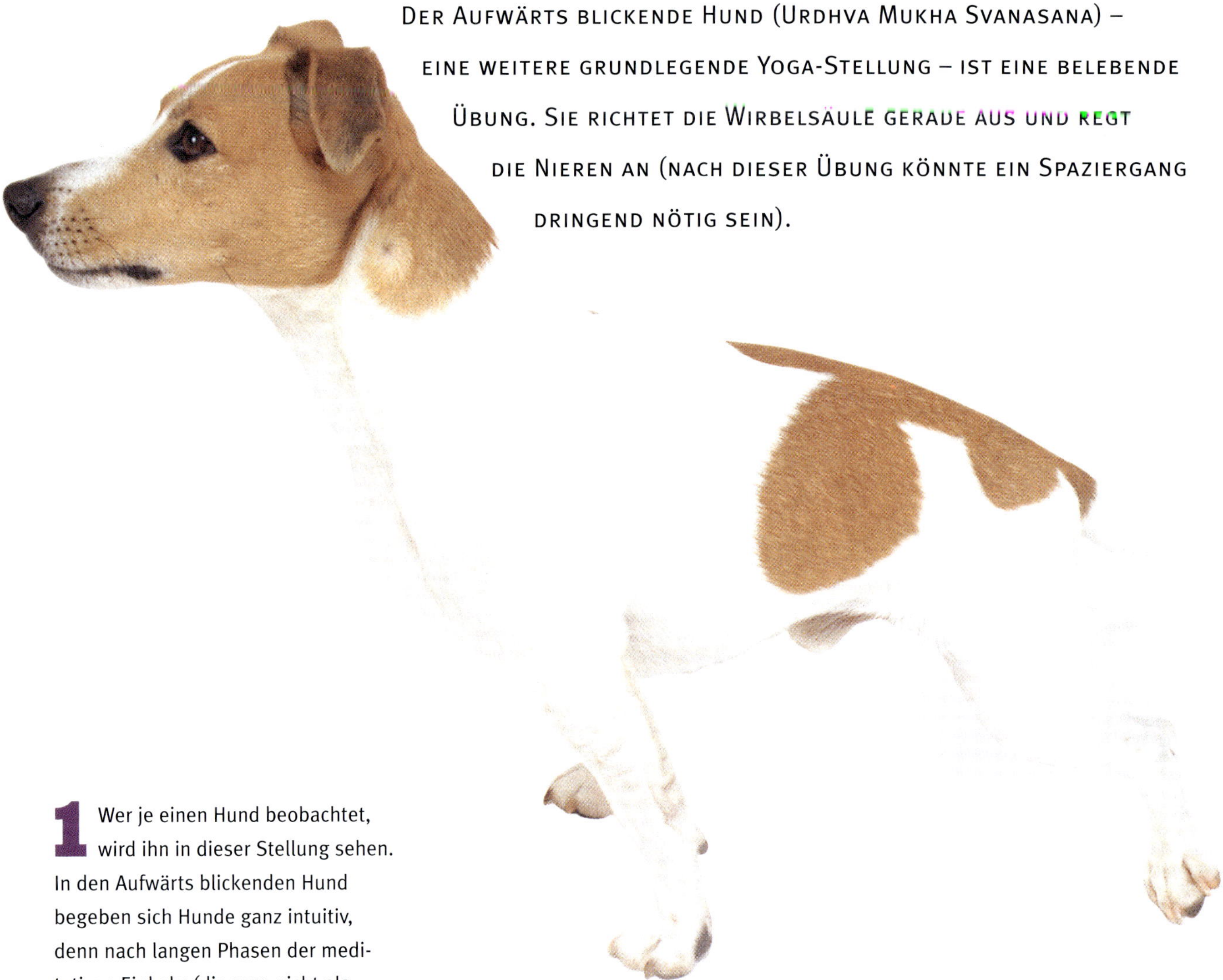

1 Wer je einen Hund beobachtet, wird ihn in dieser Stellung sehen. In den Aufwärts blickenden Hund begeben sich Hunde ganz intuitiv, denn nach langen Phasen der meditativen Einkehr (die man nicht als Herumliegen missverstehen sollte) ist sie ein wohliger Ausgleich.

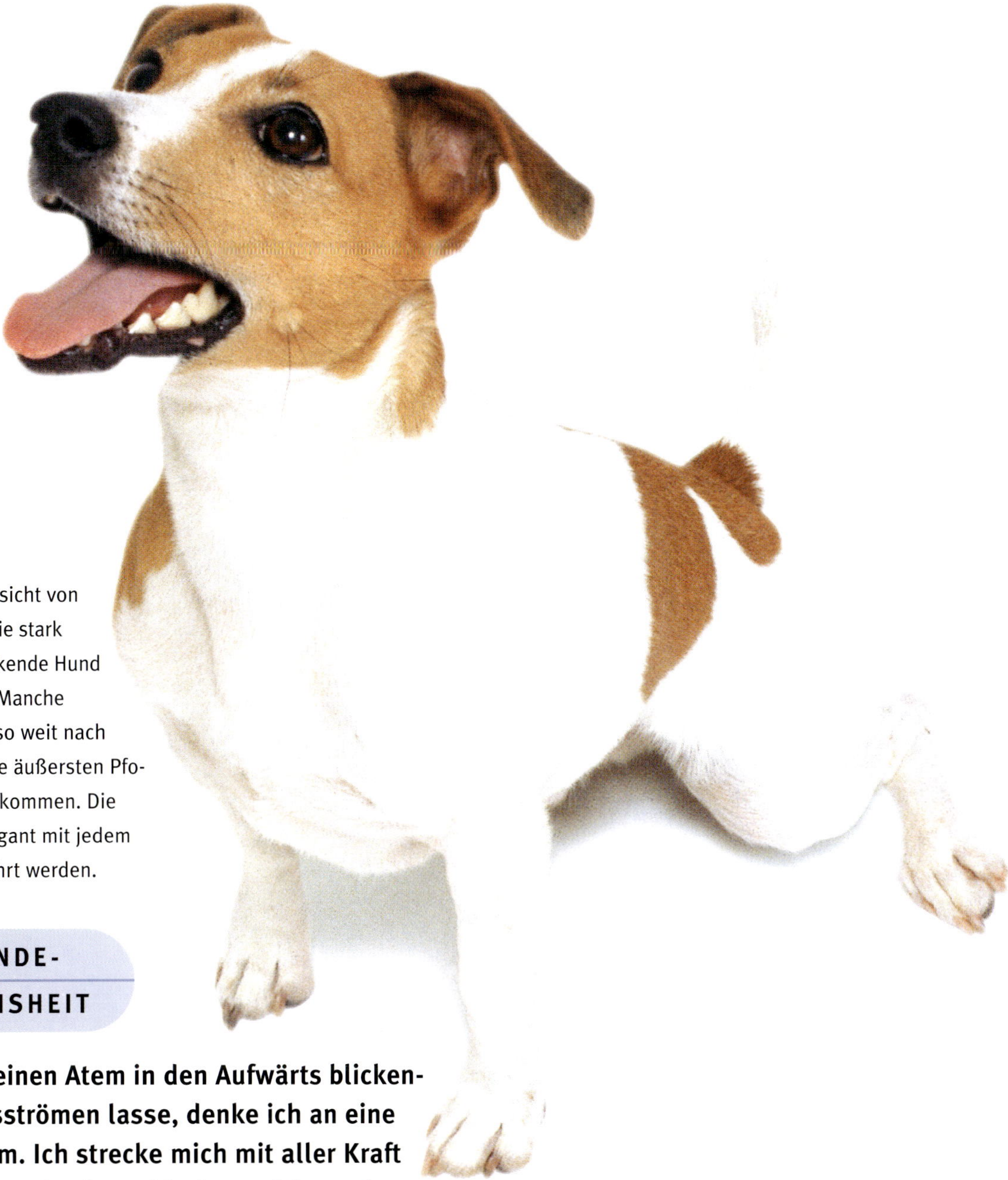

2 Diese Vorderansicht von Bennie zeigt, wie stark sich der Aufwärts blickende Hund nach oben orientiert. Manche Hunde strecken sich so weit nach vorne, dass sie auf die äußersten Pfotenspitzen zu stehen kommen. Die Übung kann auch elegant mit jedem Bein einzeln ausgeführt werden.

HUNDE-WEISHEIT

»Wenn ich meinen Atem in den Aufwärts blickenden Hund ausströmen lasse, denke ich an eine Katze im Baum. Ich strecke mich mit aller Kraft nach ihr. Ich werde sie wohl nie erreichen, aber ich muss es trotzdem versuchen.« BENNIE

Die Pfoten-hoch-Stellung

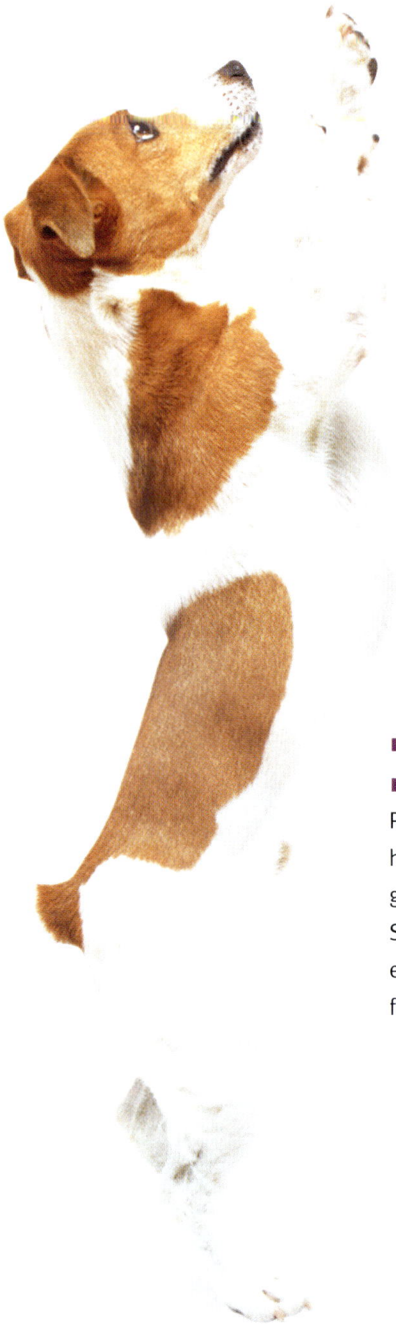

Das Sonnengebet (Surya Namaskar) ist eine Übungsreihe, mit der Hunde den Tag begrüssen. Dabei stellen Biegungen nach vorne und hinten ein perfektes Gleichgewicht zwischen Kraft und Beweglichkeit her. Das Sonnengebet beginnt mit der Pfoten-hoch-Stellung (Urdhva Hastasana). Die meisten Hunde führen das Sonnengebet täglich aus.

1 Bennie steht fest auf der Erde, die ihn trägt, und reckt seine Pfoten zur Sonne. Er hebt den Kopf himmelwärts und hält seinen Rücken gerade. Dankbar empfängt er das Sonnenlicht – mit tiefem Frieden füllt es sein Herz. Ihm wird warm, und er fühlt sich erfrischt.

Tipp für Menschen

Yoga-Schüler, die keinen Schwanz zu Hilfe nehmen können, um das Gleichgewicht zu halten, sollten ihr Steißbein nach unten drücken (ohne es einzuklemmen).

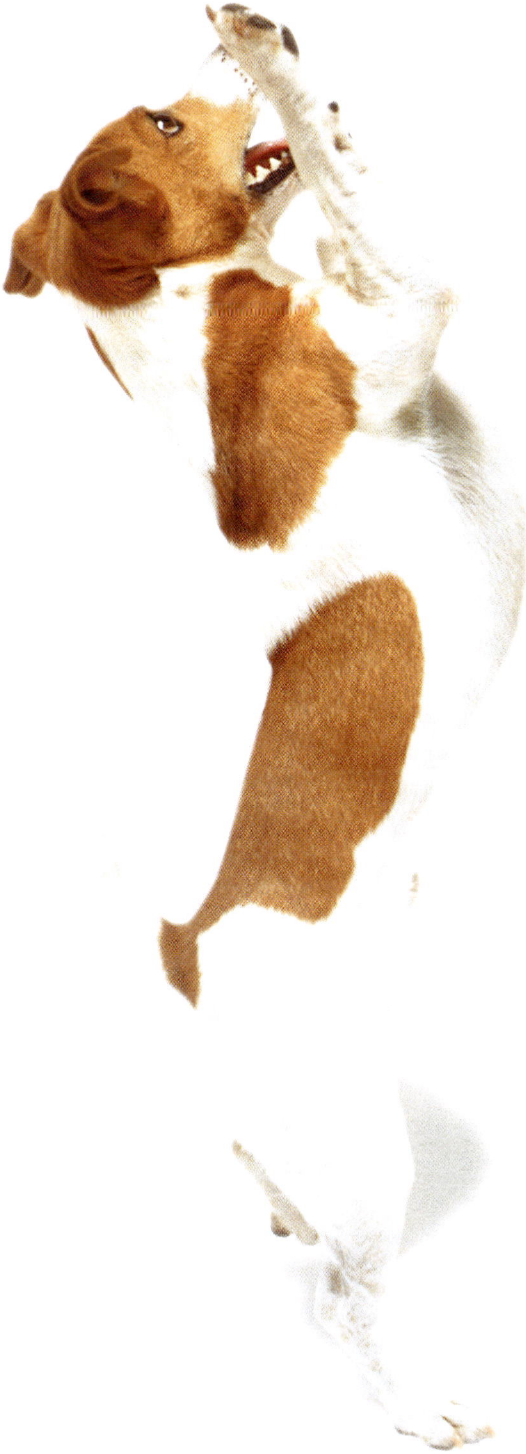

2 Beim Einatmen dehnt sich Bennie noch stärker und reckt sich höher. Der feste Stand seiner Hinterbeine und -pfoten erlaubt es ihm, sich auf dem Höhepunkt der Übung leicht zu biegen. Tief atmend, den Blick nach oben gerichtet, hält Bennie seinen Rücken gebogen, bevor er sich wieder niedersinken lässt und ausatmet.

HUNDE-WEISHEIT

»Sogar an einem Regentag begrüße ich die Sonne – ich versuche, ihre Energie zu fühlen, über mir und in mir.« BENNIE

Kinn, Brust, Knie

Der nächste Schritt im Yoga-Sonnengebet ist Kinn, Brust, Knie (Ashtang Pranam). Nachdem der Hund die Sonne über sich begrüsst hat, beugt er sich zur Erde, um ihr Respekt zu erweisen. Die Brust als Sitz des Herzens küsst bei dieser Übung die Erde.

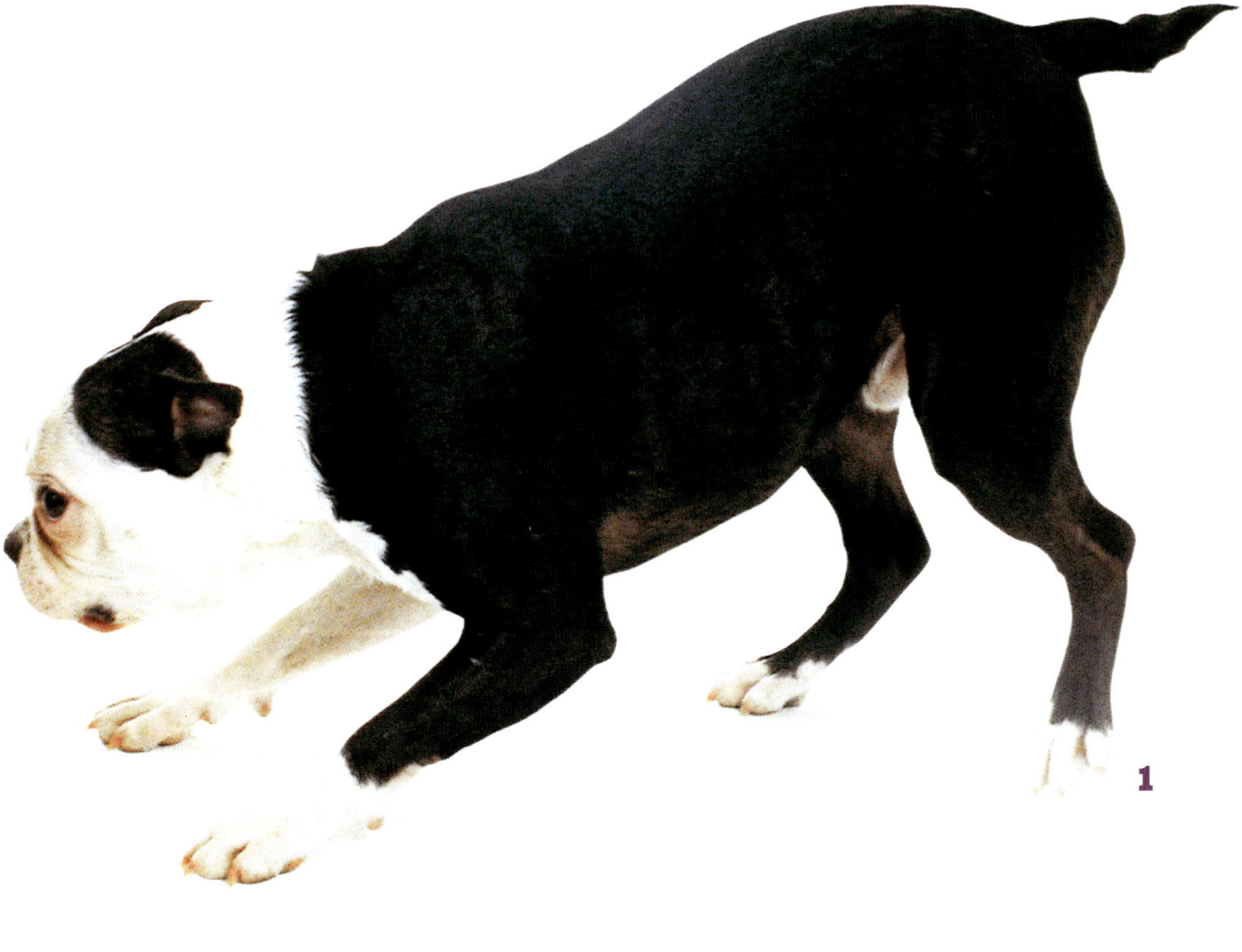

1

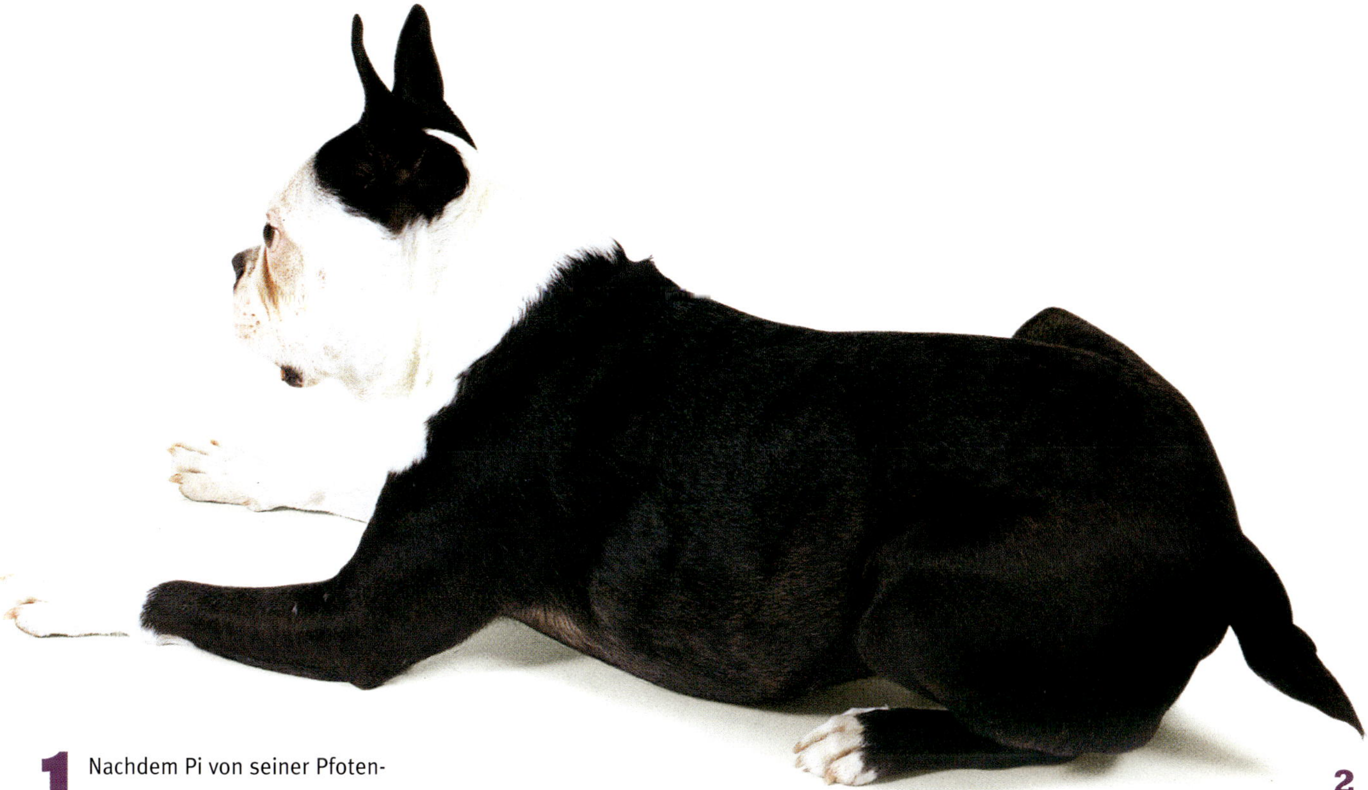

2

1 Nachdem Pi von seiner Pfotenhoch-Stellung zur Bergstellung übergegangen ist, lässt er sich langsam, die Brust voran, auf die Erde nieder. Hunde, die noch nicht stark und beweglich genug sind, um den Boden wirklich zu berühren, können der Erde einen Kuss zuhauchen.

2 Ein anderer Ansatz für die Übung Kinn, Brust, Knie ist die Sphinx-Variante. Pi senkt seinen ganzen Vorderkörper und legt seinen Bauch auf den Boden. Die Vorderbeine sind jetzt völlig entlastet. Der wichtigste Aspekt bei diesem Teil des Sonnengebets ist das Gefühl der Ehrfurcht im Herzen des Hundes.

TIPP FÜR MENSCHEN

Wegen ihres andersartigen Körperbaus führen Menschen diese Übung in umgekehrter Reihenfolge aus: als Knie, Brust, Kinn.

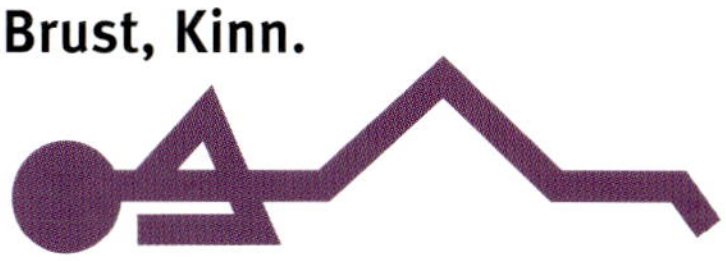

Stockhaltung

Diese Übung, auch als Yoga-Liegestütze (Chaturanga) bekannt, kann die Übung Kinn, Brust, Knie ersetzen. Diese Stellung zu halten erfordert in allen vier Beinen gleich viel Kraft.

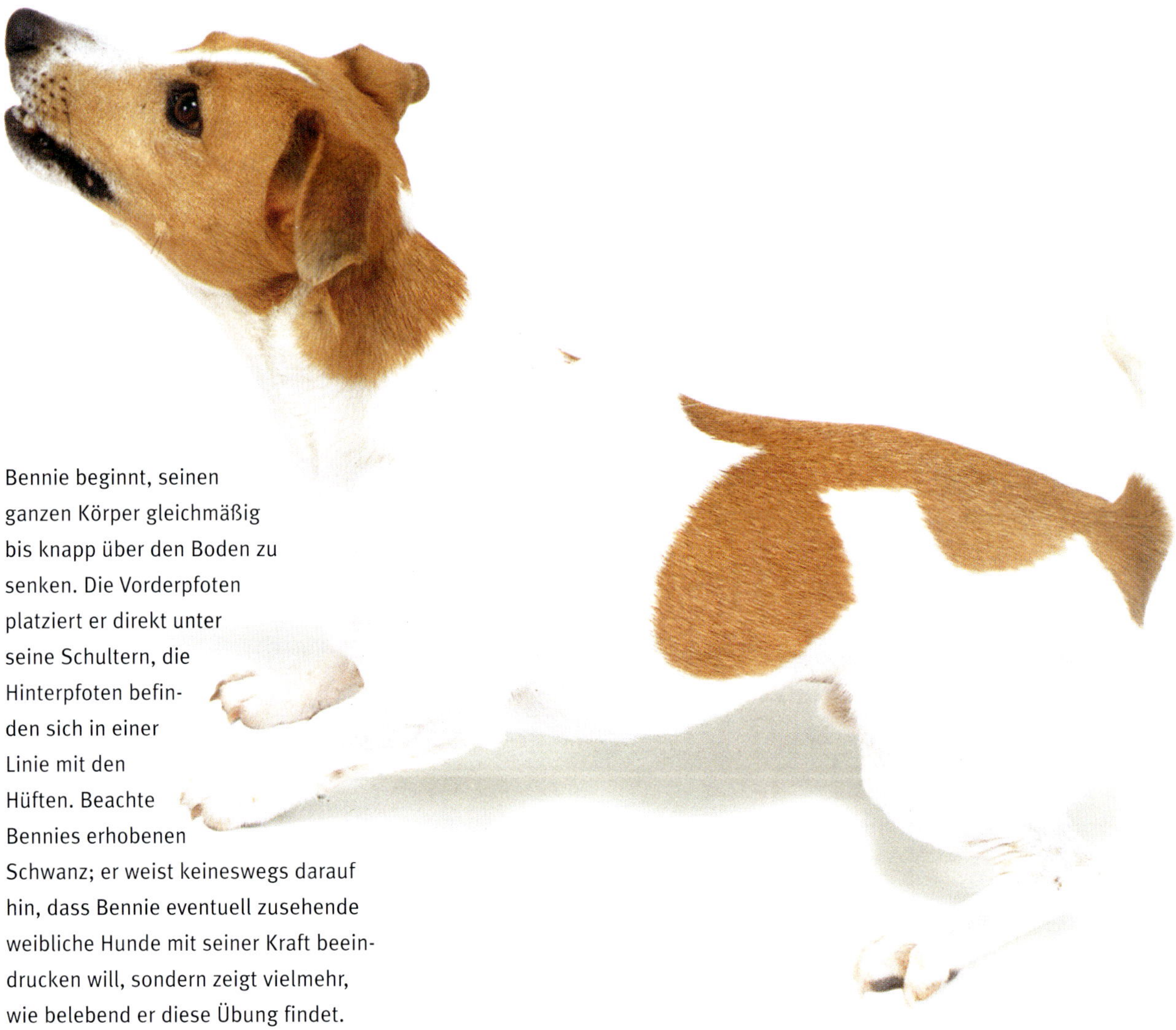

Bennie beginnt, seinen ganzen Körper gleichmäßig bis knapp über den Boden zu senken. Die Vorderpfoten platziert er direkt unter seine Schultern, die Hinterpfoten befinden sich in einer Linie mit den Hüften. Beachte Bennies erhobenen Schwanz; er weist keineswegs darauf hin, dass Bennie eventuell zusehende weibliche Hunde mit seiner Kraft beeindrucken will, sondern zeigt vielmehr, wie belebend er diese Übung findet.

Sprung

Zu einer fortgeschrittenen Variante des Sonnengebets gehören Sprünge nach vorne und hinten. Aber im Yoga können Sprünge auch für sich allein ausgeführt werden.

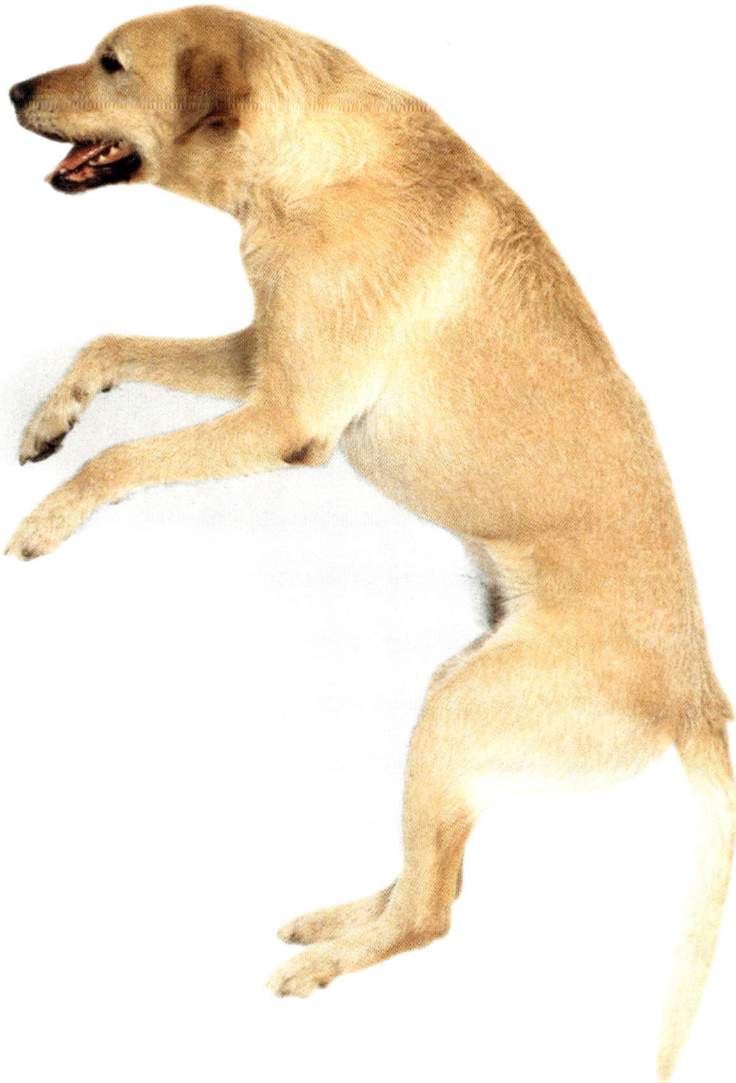

Jeder Hund hat seinen eigenen, ganz besonderen Grund zu springen. Einige werden von verführerischen Extrahäppchen dazu angeregt, die knapp außer Reichweite gehalten werden, andere von dem dringenden Bedürfnis, über den Gartenzaun zu springen, um Skateboarder zu jagen. Für Buster ist das Springen ein Ausdruck von Lebensfreude. Ausgehend von einer gut geerdeten Bergstellung bückt er sich und drückt seine Pfoten fest auf den Boden. Energie strömt von der Erde in ihn hinein, und Buster schnellt in die Höhe.

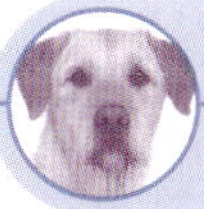

HUNDE-WEISHEIT

»Einen Ball zu fangen ist Yoga.«
BUSTER

Die Mächtige

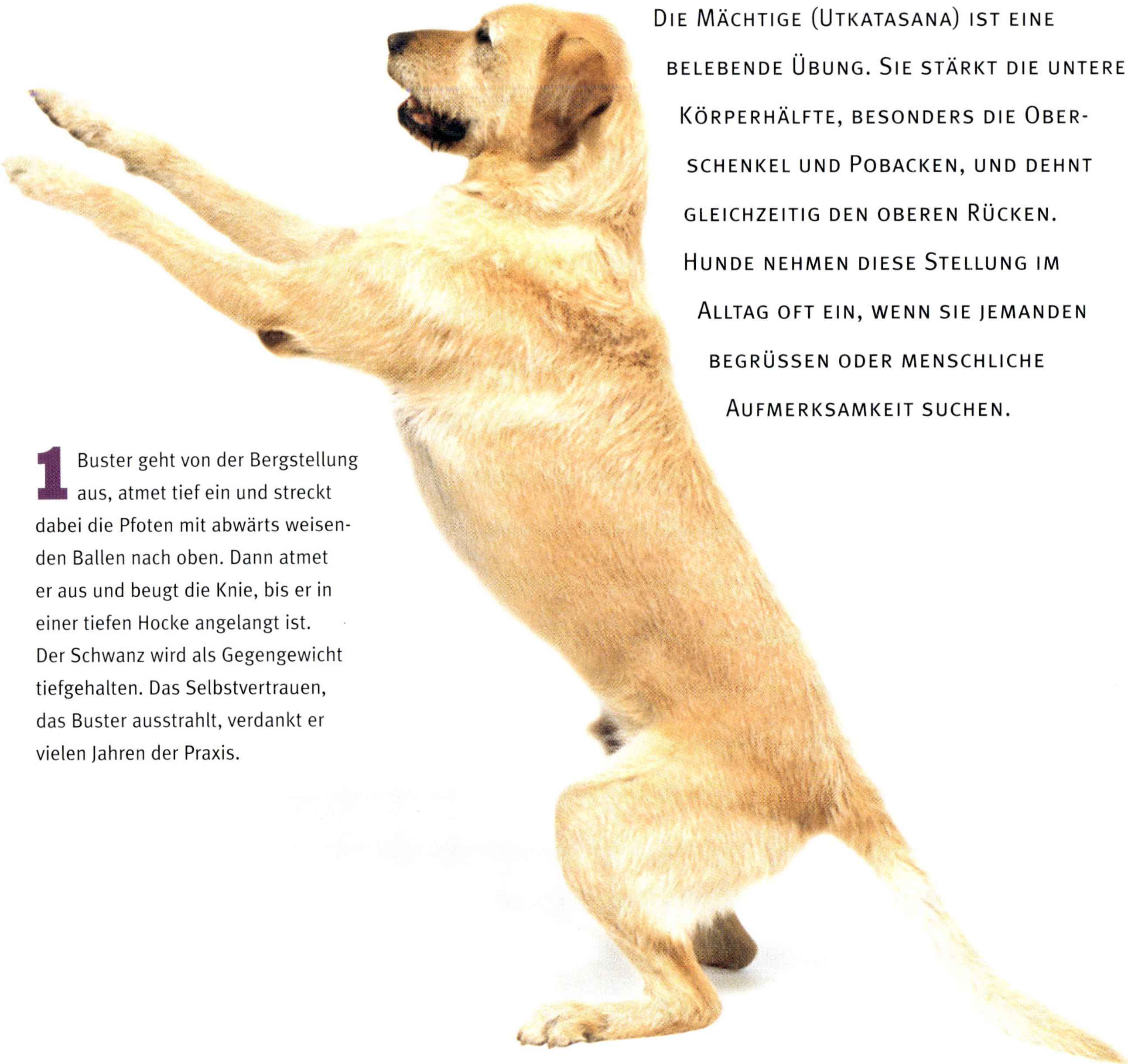

DIE MÄCHTIGE (UTKATASANA) IST EINE BELEBENDE ÜBUNG. SIE STÄRKT DIE UNTERE KÖRPERHÄLFTE, BESONDERS DIE OBERSCHENKEL UND POBACKEN, UND DEHNT GLEICHZEITIG DEN OBEREN RÜCKEN. HUNDE NEHMEN DIESE STELLUNG IM ALLTAG OFT EIN, WENN SIE JEMANDEN BEGRÜSSEN ODER MENSCHLICHE AUFMERKSAMKEIT SUCHEN.

1 Buster geht von der Bergstellung aus, atmet tief ein und streckt dabei die Pfoten mit abwärts weisenden Ballen nach oben. Dann atmet er aus und beugt die Knie, bis er in einer tiefen Hocke angelangt ist. Der Schwanz wird als Gegengewicht tiefgehalten. Das Selbstvertrauen, das Buster ausstrahlt, verdankt er vielen Jahren der Praxis.

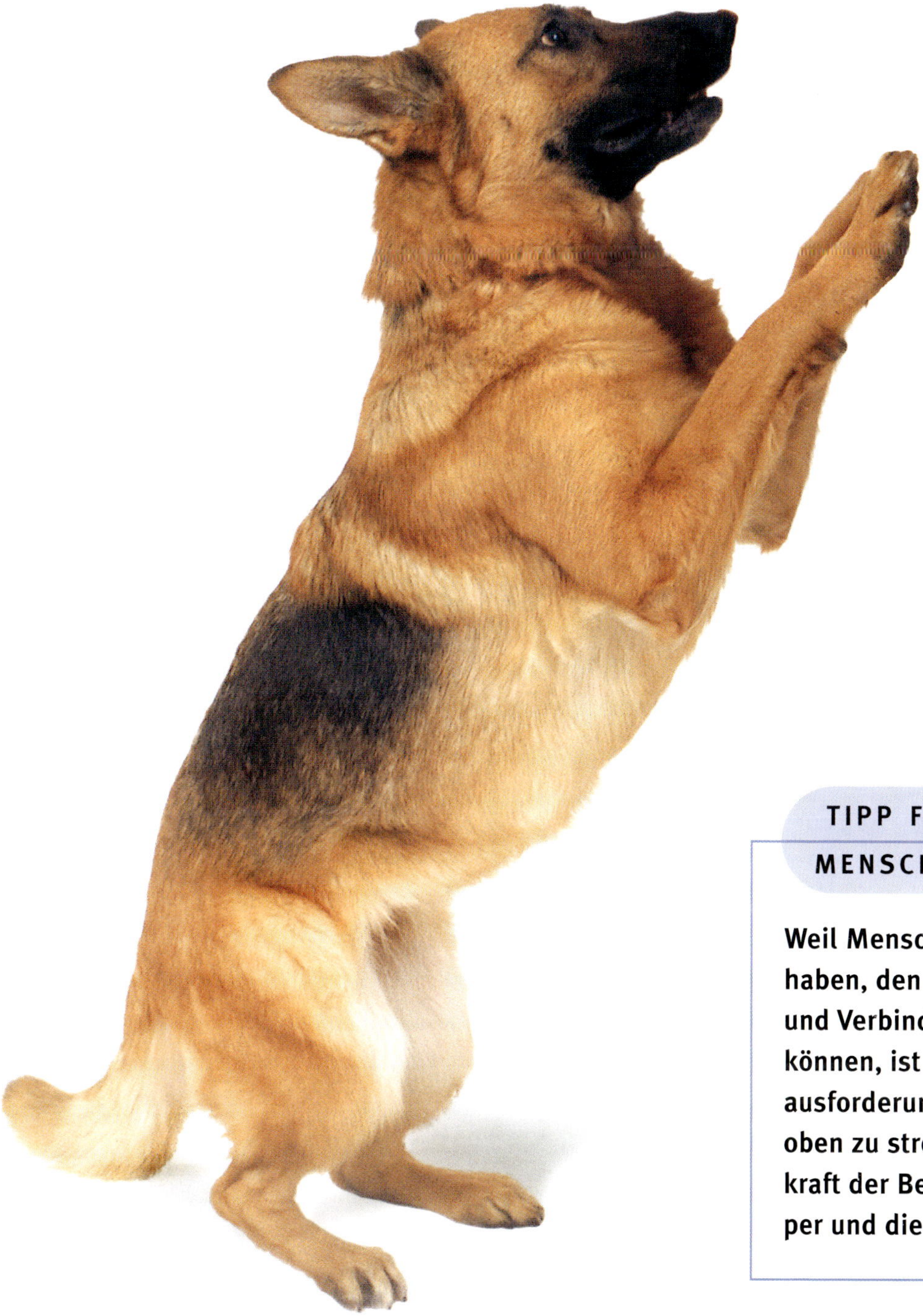

2 Kessie führt Die Mächtige mit einer demütigeren Miene aus, fast als würde sie betteln. Ihre große Brust macht das Aufrichten zu einer echten Herausforderung, aber jahrelange Übung haben ihr die Stärke und das Gleichgewichtsgefühl gegeben, die sie dazu braucht. (Bevor sie erleuchtet wurde, pflegte Kessie bei Tisch um Häppchen zu betteln; jetzt benutzt sie diese Übung für höhere Ziele.)

TIPP FÜR MENSCHEN

Weil Menschen keinen Schwanz haben, den sie als Gegengewicht und Verbindung zur Erde nützen können, ist es für sie eine Herausforderung, die Arme nach oben zu strecken. Nütze die Stoßkraft der Beine, um den Oberkörper und die Arme aufzurichten.

Die Kriegerstellung

Übungen im Stehen gehören zu den Grundlagen der Yoga-Praxis. Sie erhöhen die Kraft und verbessern das Gleichgewichtsgefühl. Zugleich schärfen sie das Bewusstsein des Hundes für die korrekte Körperhaltung beim Sitzen, Stehen, Gehen und Rennen. Bei vielen Übungen im Stehen muss der Hund das Gleichgewicht auf drei Pfoten halten; eine davon ist die Kriegerstellung (Virabhadrasana).

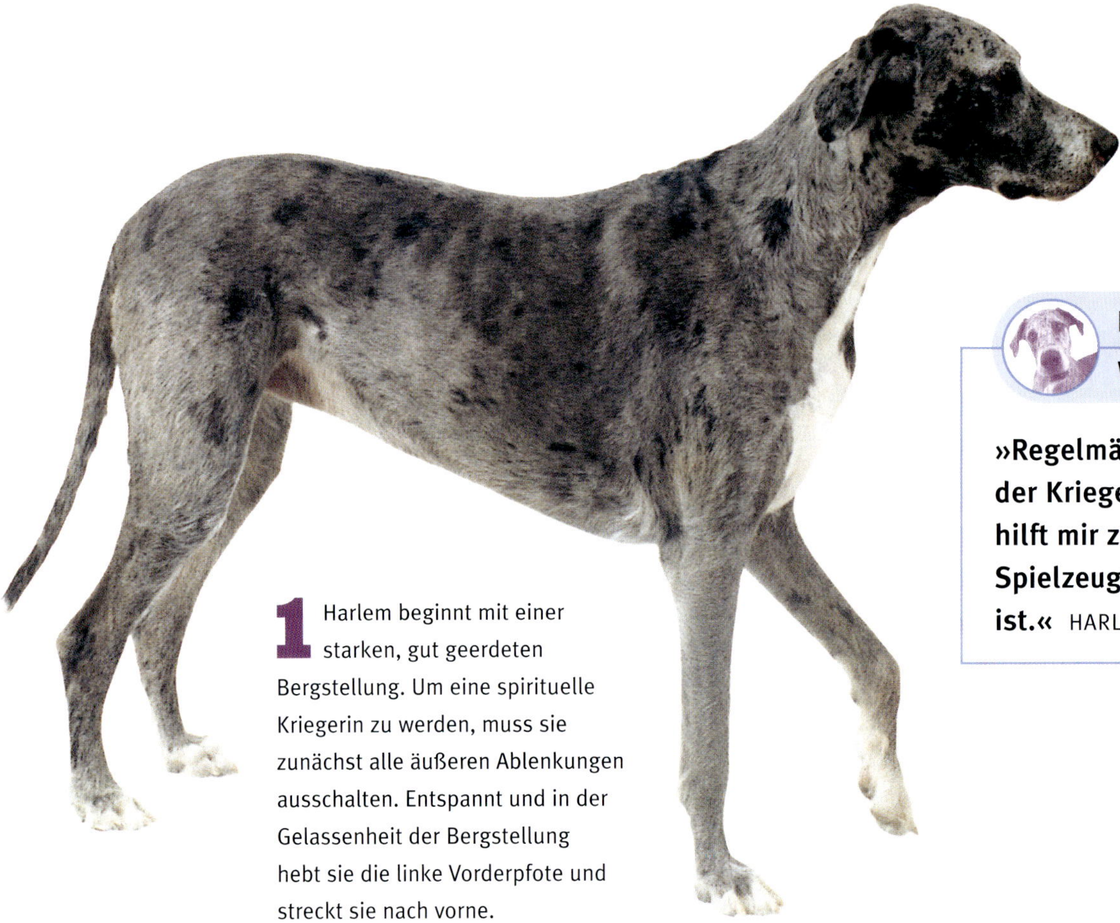

1 Harlem beginnt mit einer starken, gut geerdeten Bergstellung. Um eine spirituelle Kriegerin zu werden, muss sie zunächst alle äußeren Ablenkungen ausschalten. Entspannt und in der Gelassenheit der Bergstellung hebt sie die linke Vorderpfote und streckt sie nach vorne.

Hunde-Weisheit

»Regelmäßiges Üben der Kriegerstellung hilft mir zu wittern, wo Spielzeug vergraben ist.« Harlem

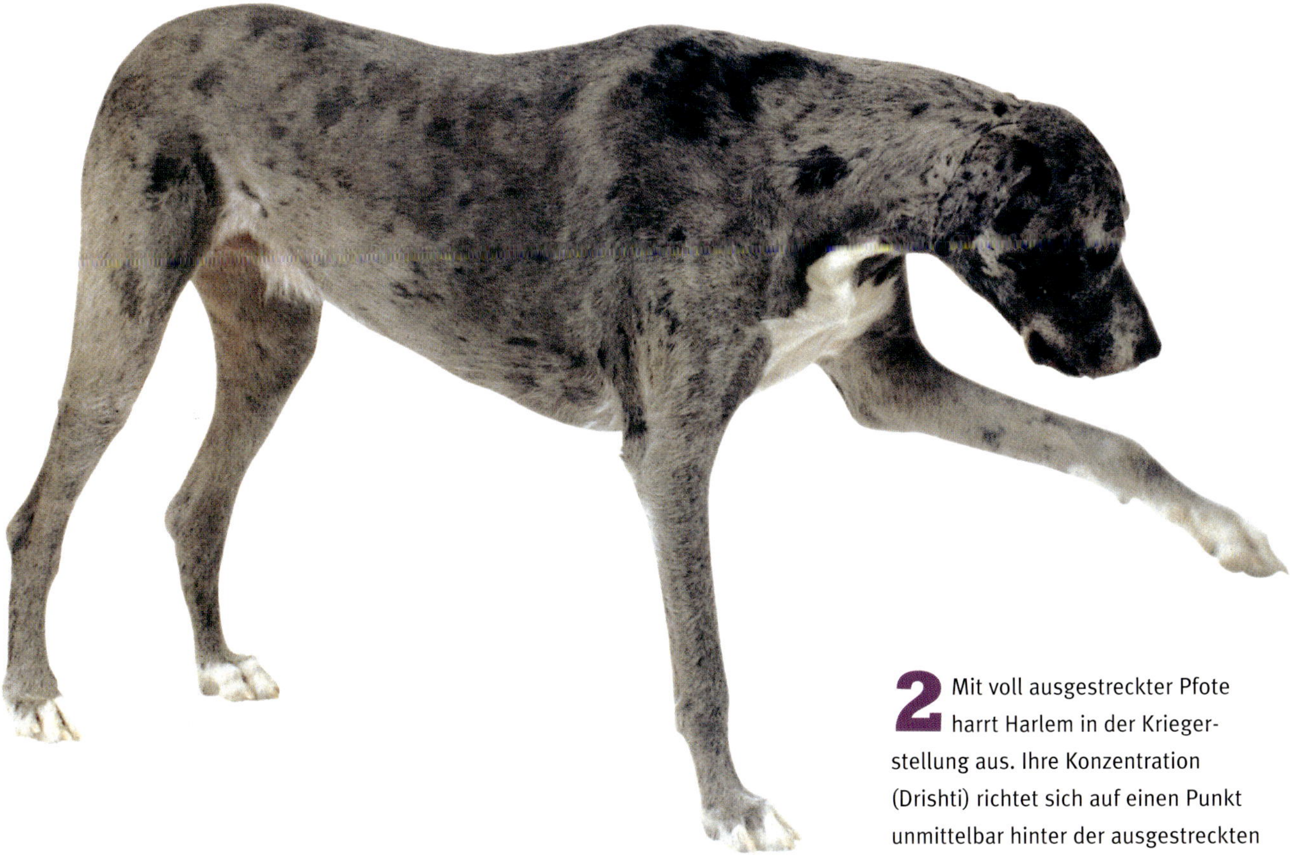

2 Mit voll ausgestreckter Pfote harrt Harlem in der Kriegerstellung aus. Ihre Konzentration (Drishti) richtet sich auf einen Punkt unmittelbar hinter der ausgestreckten Pfote. Das regelmäßige Üben der Kriegerstellung führt zu einer entschlossenen, tapferen und unerschütterlichen Einstellung. (Wenn Menschen einen Hund bitten, Pfötchen zu geben, sind sie sich dabei gar nicht bewusst, dass der Hund das als amüsanten Anlass empfindet, eine seiner Lieblingsübungen auszuführen.)

TIPP FÜR MENSCHEN

Die Kriegerstellung ist eine Gleichgewichtsübung im Stehen, wobei ein Bein nach hinten gehoben wird, der Körper sich vorbeugt und die Arme so angehoben werden, dass sie sich mit den Schultern auf einer Linie befinden.

Die Welpenstellung

Hunde ruhen sich aus, wenn Übungen zu intensiv werden. Die Welpenstellung (Balasana) ist eine ideale Ruhestellung, die vor, während oder nach den Übungen eingenommen werden kann. Aus dieser Stellung heraus kann ein Hund sich entscheiden, ob er mit den Übungen fortfahren oder sich für den Rest des Nachmittags ausruhen will.

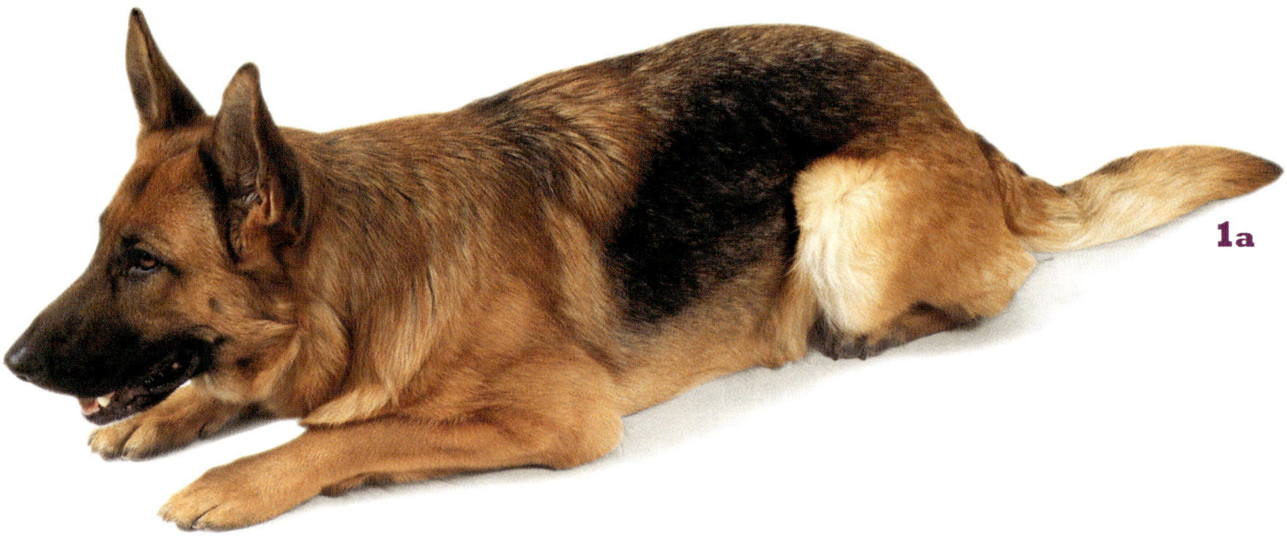

1a

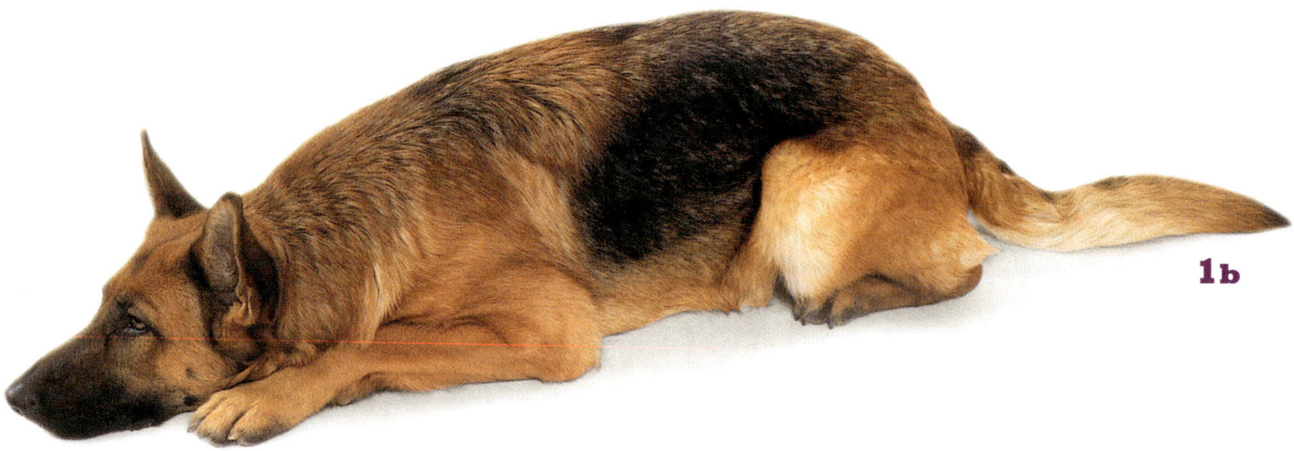

1b

1a Normalerweise geht ein Hund aus einer anderen Stellung, wie dem Abwärts blickenden oder dem Aufwärts blickenden Hund, in die Welpenstellung über. Kessie nimmt die Welpenstellung ein, indem sie ihr Hinterteil senkt, sich auf die Hinterbeine setzt und diese bequem und säuberlich unter sich verstaut. Dann platziert sie die Ellbogen auf den Boden.

1b Während sie sich in diese Stellung begibt, überprüft Kessie alles, was in ihr und um sie herum vor sich geht und ihre Entspannung behindern könnte. Dann streckt sie ihr Kinn vor und legt es auf den Boden.

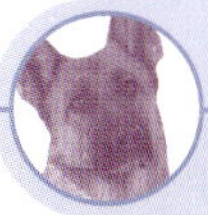

HUNDE-WEISHEIT

»Auch wenn es so aussieht, als würde ich mich in der Welpenstellung in Tagträumen verlieren, bin ich hellwach. Lass nur das Wort Spaziergang fallen und sieh, wie schnell ich zur Bergstellung übergehe.« KESSIE

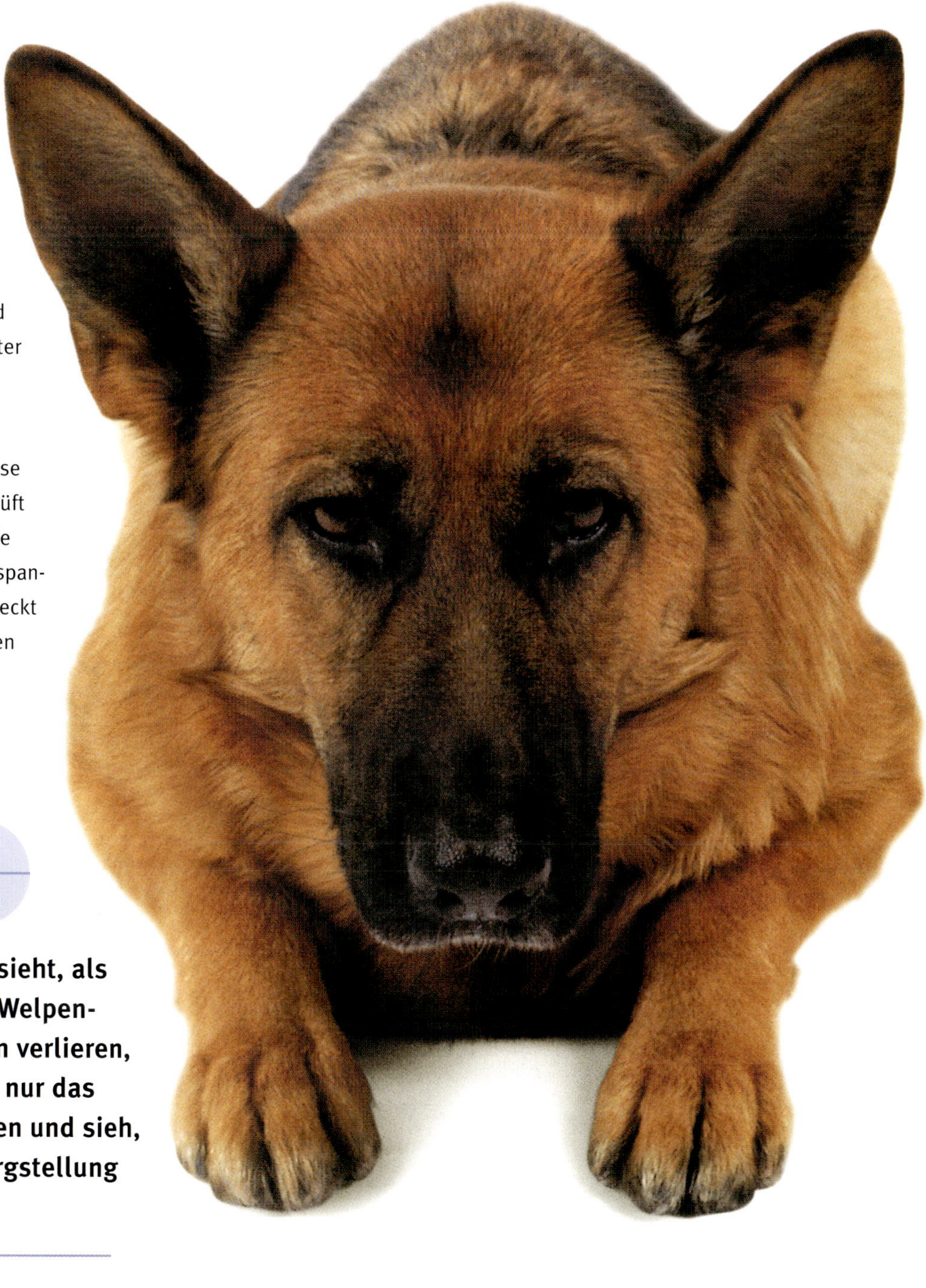

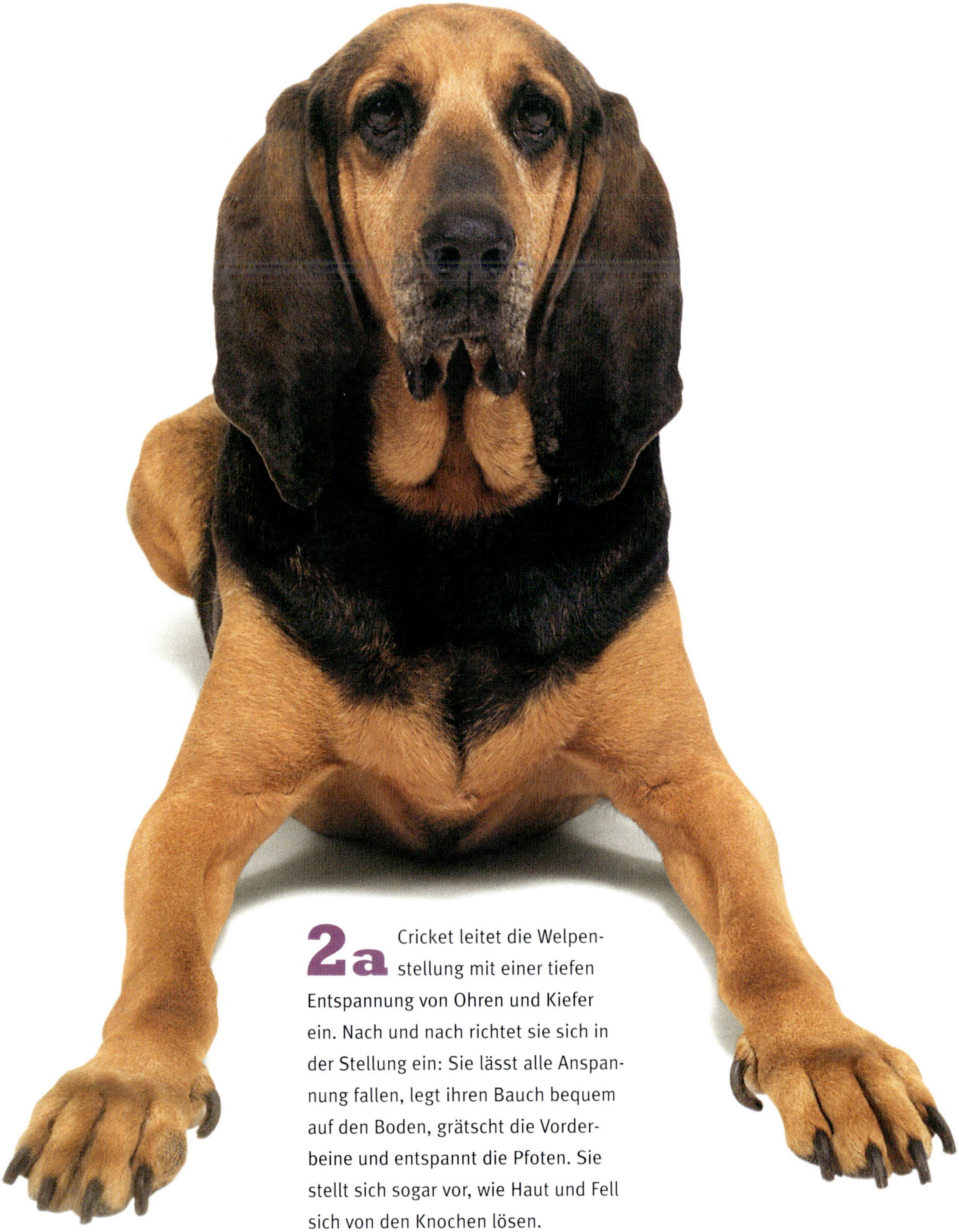

2a Cricket leitet die Welpenstellung mit einer tiefen Entspannung von Ohren und Kiefer ein. Nach und nach richtet sie sich in der Stellung ein: Sie lässt alle Anspannung fallen, legt ihren Bauch bequem auf den Boden, grätscht die Vorderbeine und entspannt die Pfoten. Sie stellt sich sogar vor, wie Haut und Fell sich von den Knochen lösen.

2b Während Cricket langsam in die vollendete Welpenstellung hineinsinkt, atmet sie tief aus, lässt die Backen im Atem flattern und legt sie auf den Boden. Ihre Ohren geben sich der Entspannung hin.

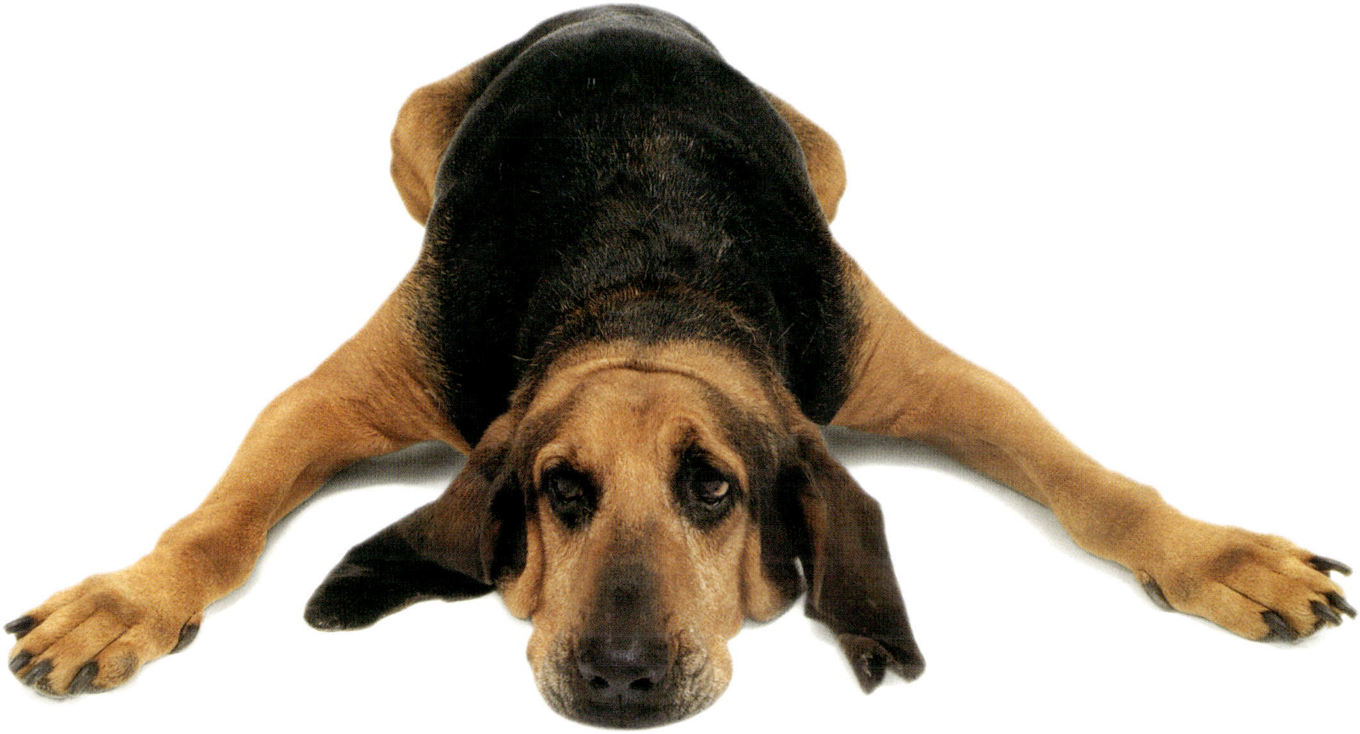

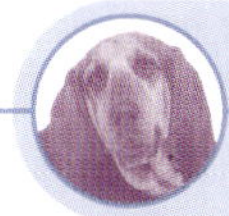

HUNDE-WEISHEIT

»Wenn du die Welpenstellung voll und ganz auskosten willst, versuche deine Backen in den Boden hinein zu entspannen.« CRICKET

Die Bootstellung

Die Bootstellung (Paripurna Navasana) erfordert Kraft im Unterleib und ist eine Herausforderung an die Beweglichkeit der Wirbelsäule. Viele Hunde wissen eine Bauchmassage während dieser Stellung zu schätzen.

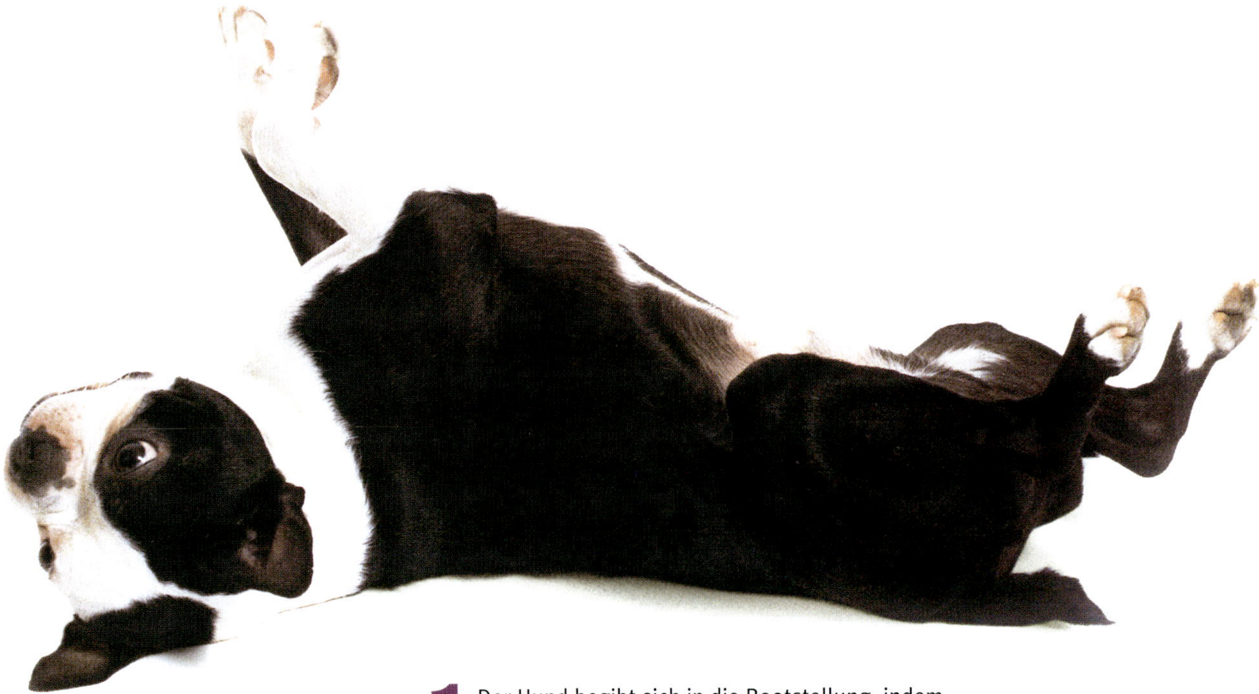

1 Der Hund begibt sich in die Bootstellung, indem er sich beim Einatmen auf den Rücken rollt. Beim Ausatmen hebt er gleichzeitig den vorderen und hinteren Rückenbereich und tritt mit den Pfoten in die Luft. Pi konzentriert sich nicht darauf, wie hoch er den Rücken heben kann. Vielmehr bemüht er sich, den Rücken während des Anhebens möglichst lang auszustrecken, um eine maximale Dehnung zu erreichen.

2 Wie viele Hunde reckt sich auch Bennie nicht sonderlich hoch bei der Bootstellung, aber während er sich windet, um den Rücken vom Boden abzuheben, werden sein Rücken und sein Hinterleib gekräftigt. Menschen sollten dieses Zappeln nicht für Rückenkratzen halten.

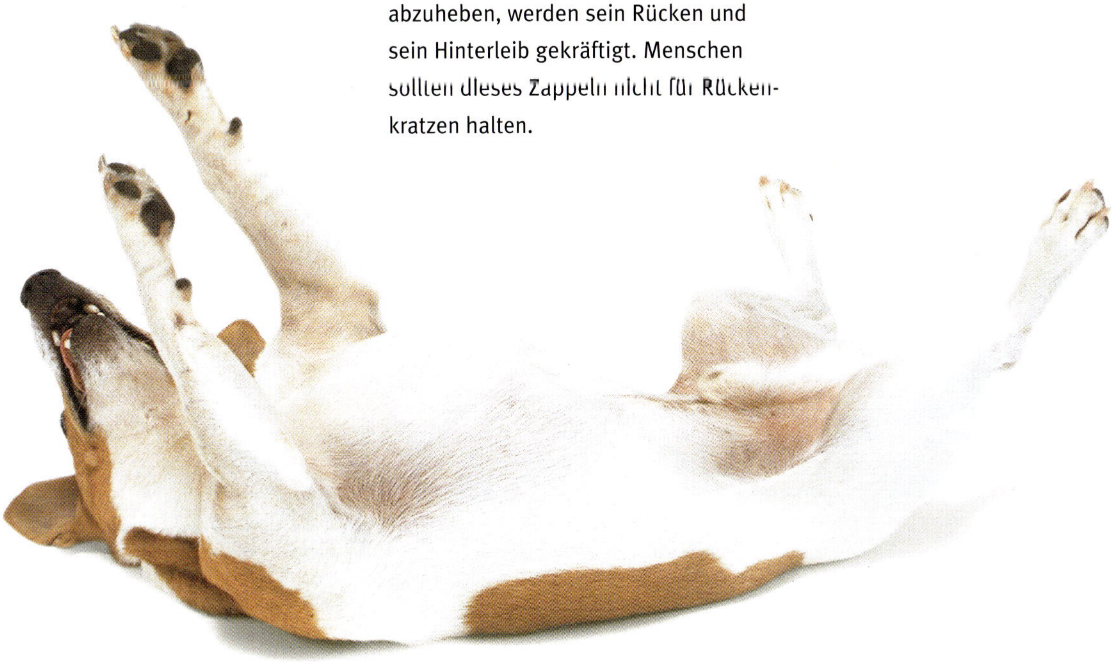

TIPP FÜR MENSCHEN

Menschen machen sich diese Übung zu Eigen, indem sie auf den Pobacken balancieren. Was die Bootstellung eigentlich lehrt, ist beharrlich zu sein, wenn man vor einer Herausforderung steht.

Die Kobra

Die Kobra (Bhujangasana) ist eine Übung, die in praktisch jeder Form des Hatha-Yoga auftaucht. Bhujanga heisst übersetzt Schlange, und diese sich windenden Wesen ahmen die Hunde in der Übung mit tiefgehaltenem Bauch nach. Die Kobrastellung macht die Brust frei und kräftigt den unteren Rückenbereich; gleichzeitig regt sie die Nieren und das Nervensystem an. Nach dieser Übung haben viele Hunde das Verlangen nach einem Spaziergang.

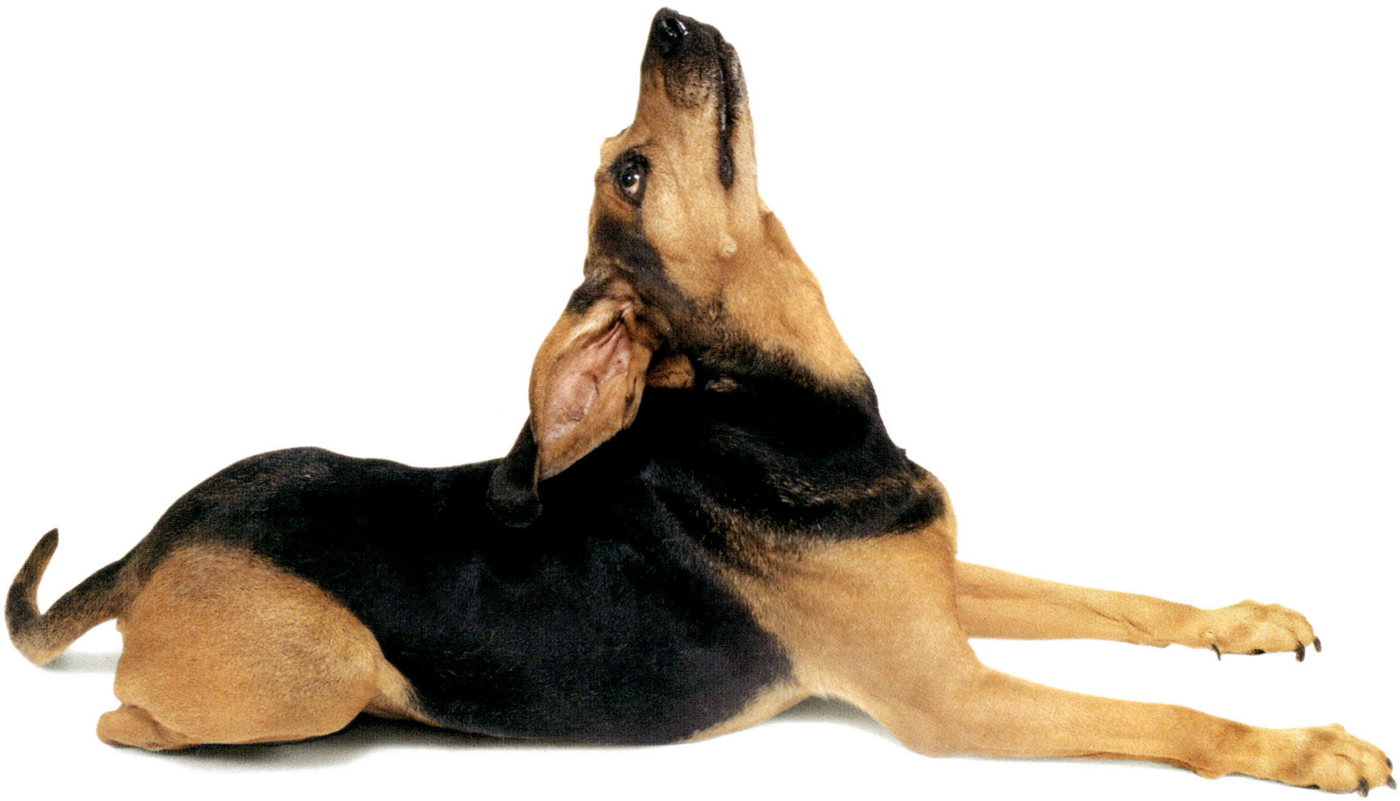

1

1 Zunächst liegt Cricket auf dem Bauch, das Kinn auf dem Boden, die Vorderpfoten vor sich ausgestreckt, die Hinterbeine untergeschlagen. Dann atmet sie ein, stößt sich mit den Vorderbeinen ab, setzt die Muskeln im oberen Rückenbereich ein und hebt ihren Kopf und ihre Brust vom Boden ab. Jetzt erinnert sie an eine Schlange, die zum Angriff bereit ist.

2 Mit tiefgehaltenen Schultern atmet Cricket ein und hebt dabei ihren Kopf noch höher. Sie blickt nach hinten in die Höhe, ihre Ohren sind vollständig geöffnet, während sie der Stimme der Weisheit in ihrem Inneren lauscht.

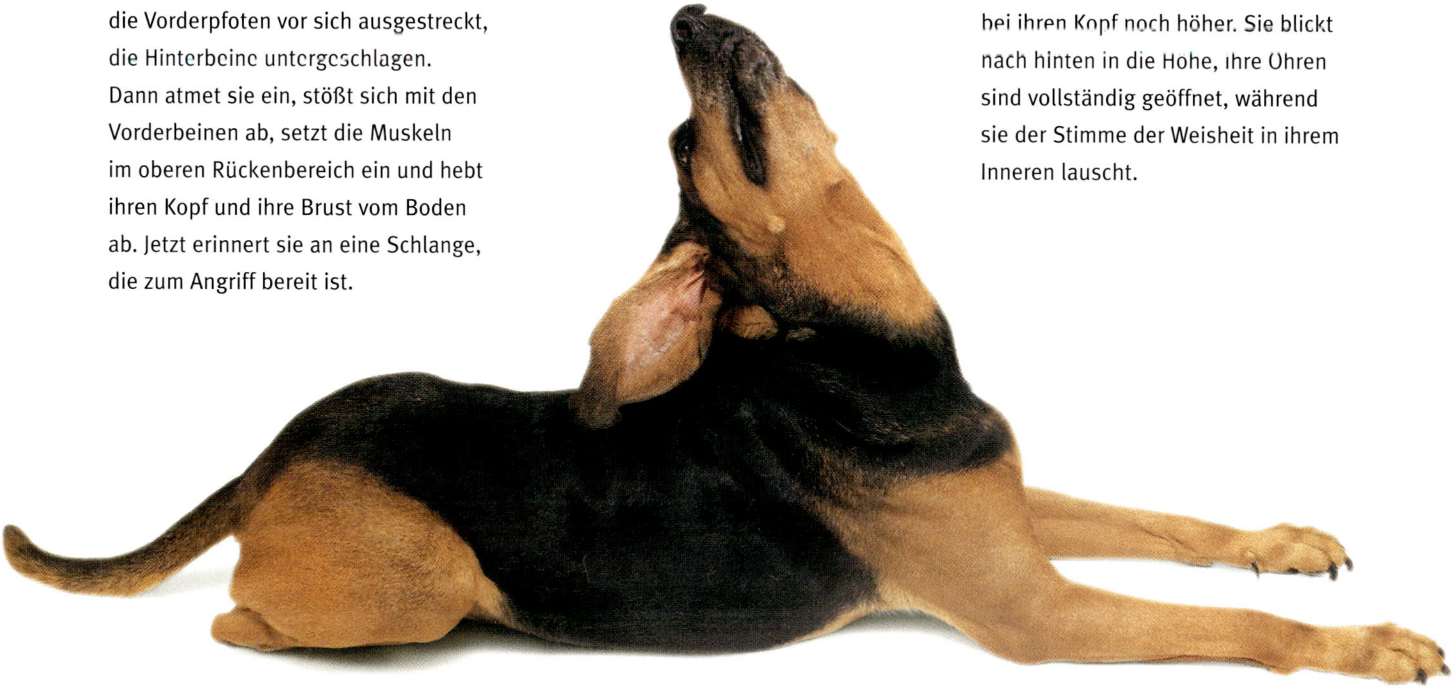

2

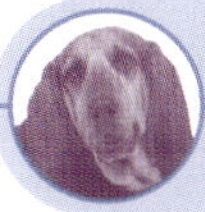

HUNDE-WEISHEIT

»Die Kobra verbessert den Geruchssinn des Hundes. Versuche diese Übung auszuführen, während dein Herrchen das Abendessen kocht.« CRICKET

TIPP FÜR MENSCHEN

Da Menschen keine vier Pfoten haben, um sich zu erden, müssen sie stattdessen die Oberseite ihrer Füße, ihre Oberschenkel und die Hüften auf den Boden drücken.

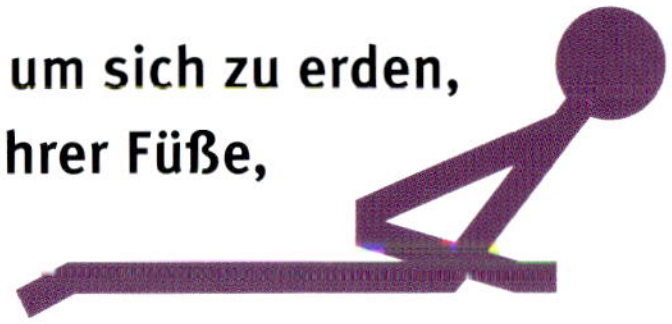

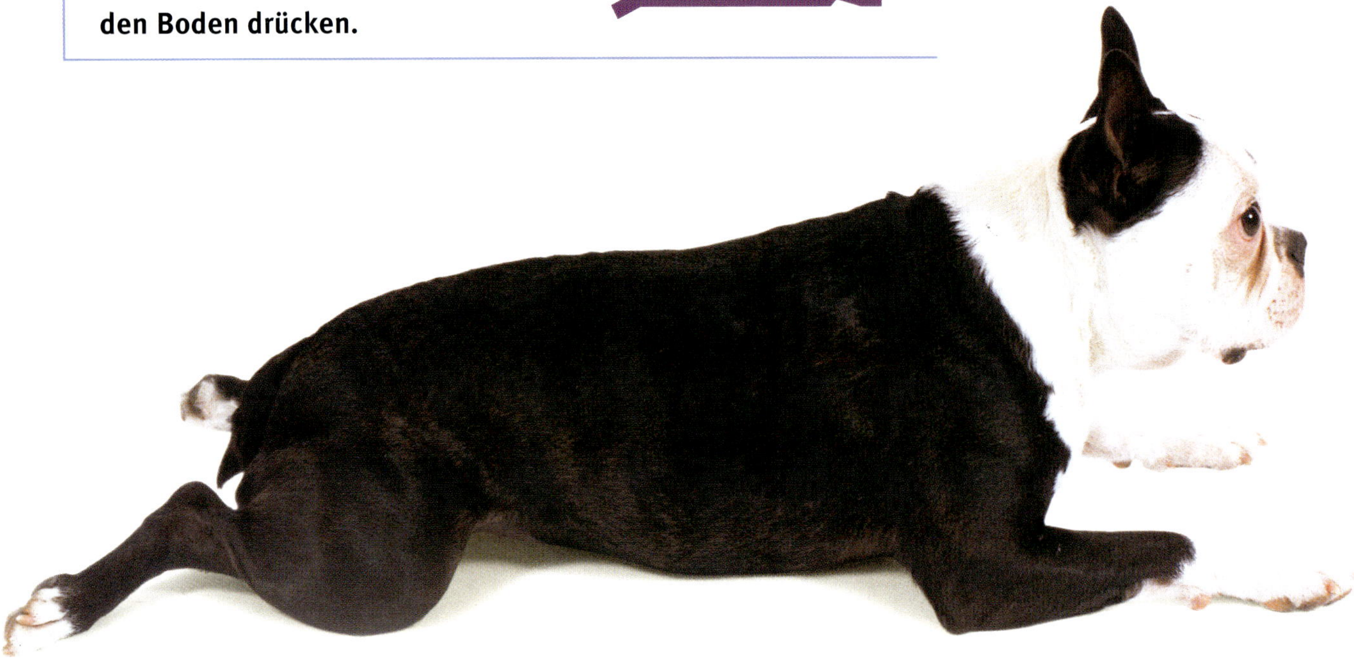

3 Pis Kobra ist ein ausgezeichnetes Beispiel dafür, wie ein fortgeschrittener Yoga-Schüler sich auf die Dehnung der Wirbelsäule konzentriert, bevor er zur Rückwärtsdehnung übergeht. Pi reckt seinen Hals nach vorne, so lösen sich die Wirbel voneinander. Dann wölbt er seine Wirbelsäule zum Bogen. Diese Fähigkeit, sich auf jeden Aspekt der Übung zu konzentrieren und sich um seine Perfektion zu bemühen, enthüllt das tiefe Wissen und Verstehen des Hundes.

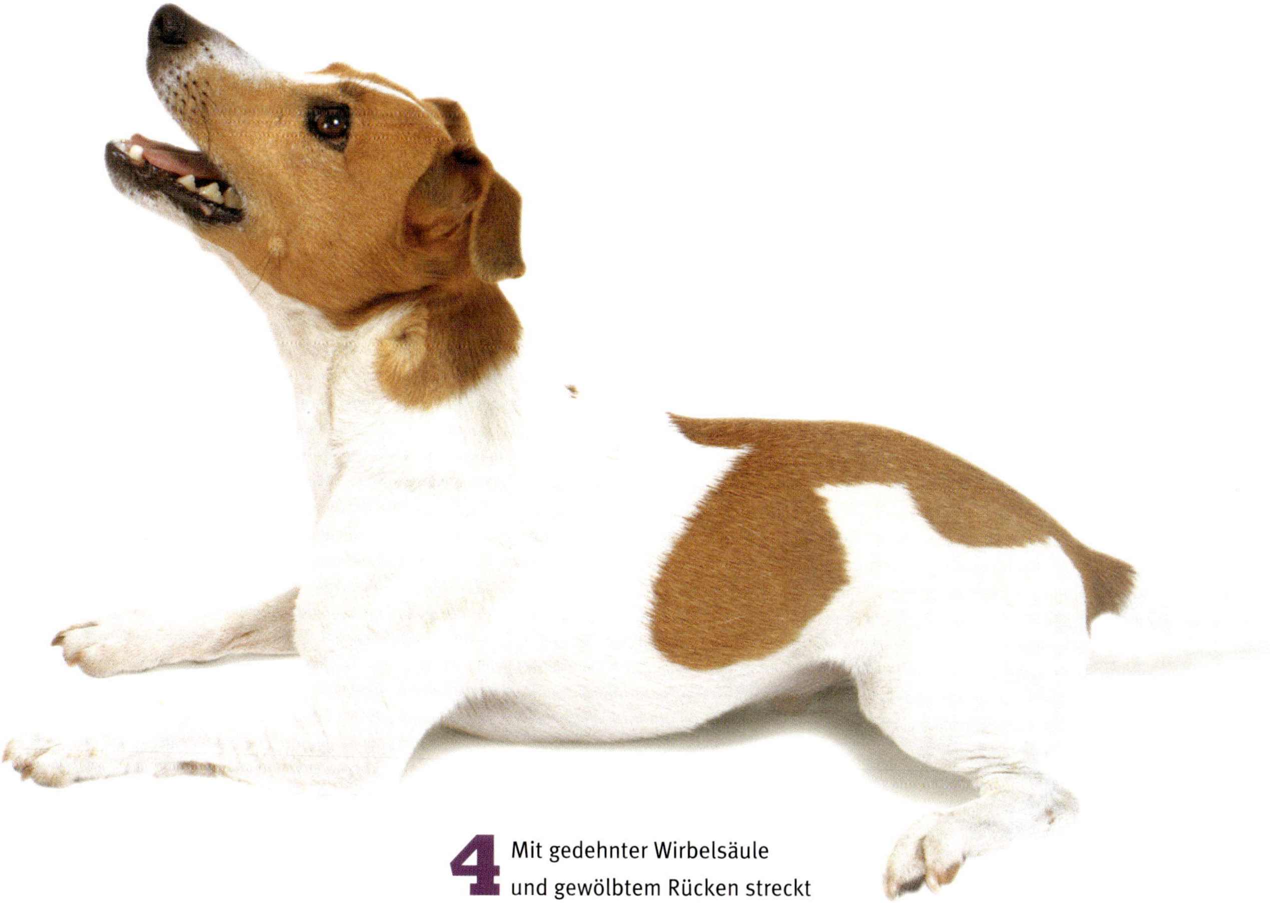

4 Mit gedehnter Wirbelsäule und gewölbtem Rücken streckt Bennie jetzt die Hinterbeine. Er legt seinen Bauch auf den Boden und erreicht dabei einen Zustand tiefer Losgelöstheit. Dehnung und Krafteinsatz sind bei dieser Übung im Gleichgewicht. Das ist typisch für Yoga.

5 Von der Schwanzspitze bis hinauf zum Oberkopf ist Harlem lang ausgestreckt. Ihre Kehle hängt locker herunter, wodurch der Schädelansatz gedehnt wird. Gleichzeitig schiebt sie ihren Kopf aus den Schultern heraus. Sie lässt sich Zeit, bevor sie zur Rückenwölbung übergeht.

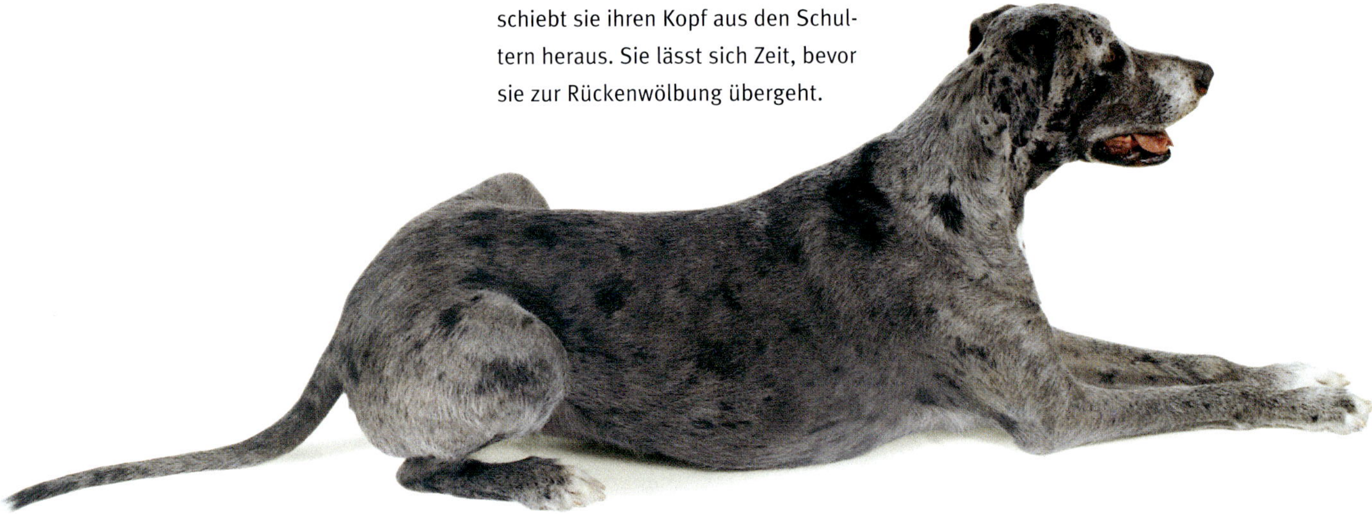

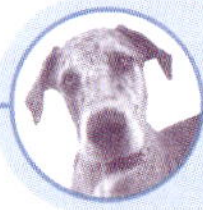

HUNDE-WEISHEIT

»Die Kobra öffnet das Herz und regt die Verdauung an. Ich mache die Übung vor und nach dem Essen.« HARLEM

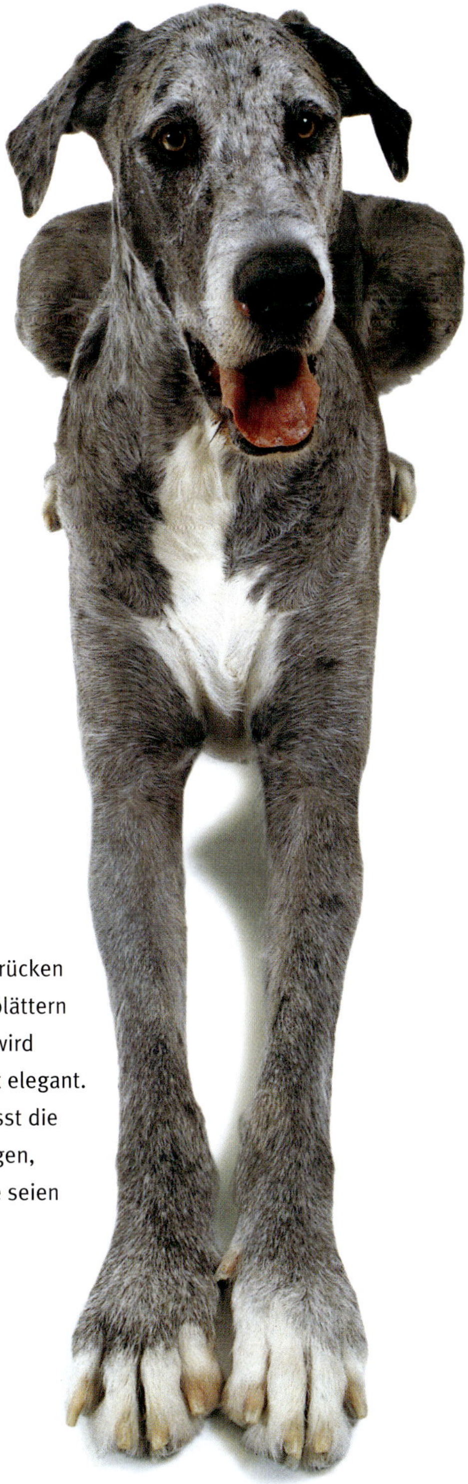

6 Harlems Vorderbeine drücken aus kräftigen Schulterblättern nach unten. Der Oberkörper wird dadurch stabilisiert und wirkt elegant. Harlem hebt den Kopf und lässt die Ohren nach hinten herabhängen, wobei sie sich vorstellt, diese seien der Halsschild einer Kobra.

Der Drehsitz

DREHUNGEN SIND EIN WICHTIGER TEIL DES YOGA. SIE MASSIEREN DIE INNEREN ORGANE, STEIGERN GLEICHZEITIG DIE BEWEGLICHKEIT UND LÖSEN VERSPANNUNGEN. DER DREHSITZ (ARDHA MATSEYENDRASANA) DEHNT DIE WIRBELSÄULE, ÖFFNET DIE SCHULTERN UND MACHT DEN HALS BEWEGLICHER; AUSSERDEM KANN SICH DER HUND DABEI UMSEHEN, OHNE AUFSTEHEN ZU MÜSSEN.

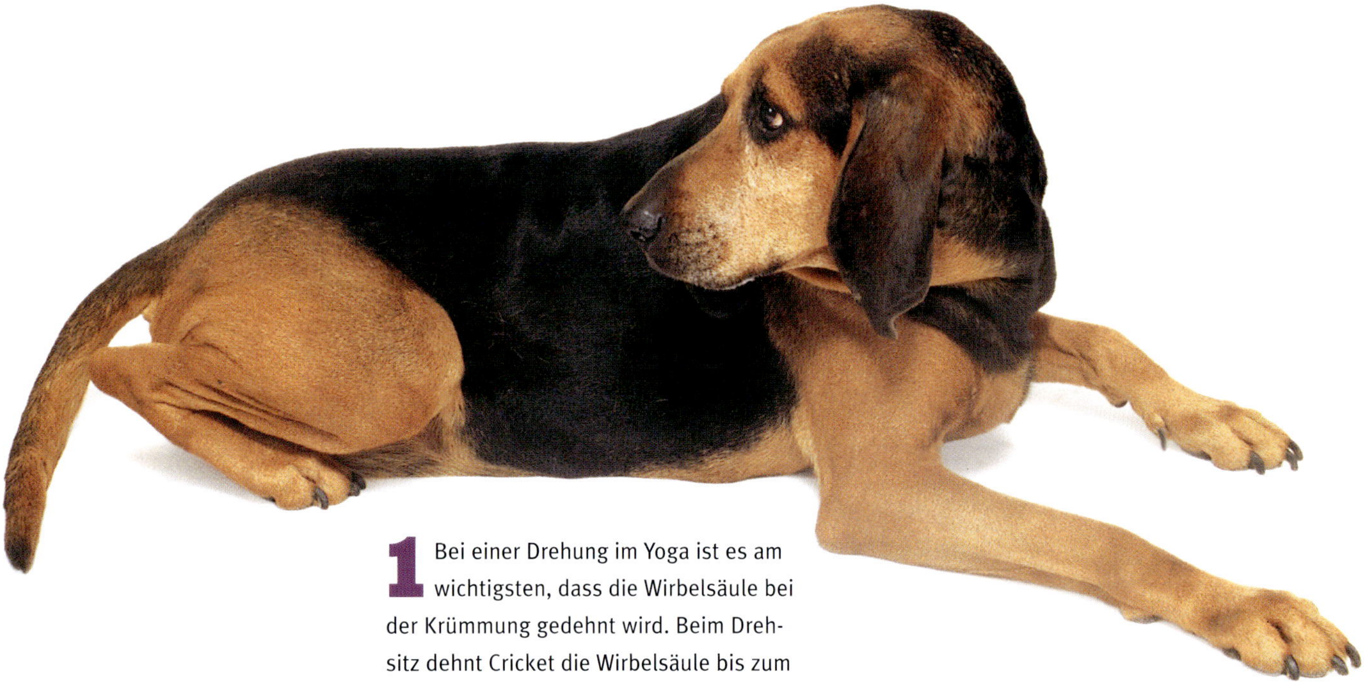

1 Bei einer Drehung im Yoga ist es am wichtigsten, dass die Wirbelsäule bei der Krümmung gedehnt wird. Beim Drehsitz dehnt Cricket die Wirbelsäule bis zum Äußersten; dann erst wendet sie ihren Kopf. Nicht der Hals wird zuerst gedreht, sondern der Hinterleib. Dadurch entspannen sich Hals und Schultern; beim nächsten Ausatmen kann Cricket dann die Drehung durchführen.

2a Die Position der Hüften ist entscheidend bei einer Yoga-Drehung. Schau auf Crickets Hüften: Sie sind nach vorne ausgerichtet. Cricket achtet außerdem auf eine gute Erdung und presst dazu die untergeschlagenen Hinterbeine fest auf den Boden.

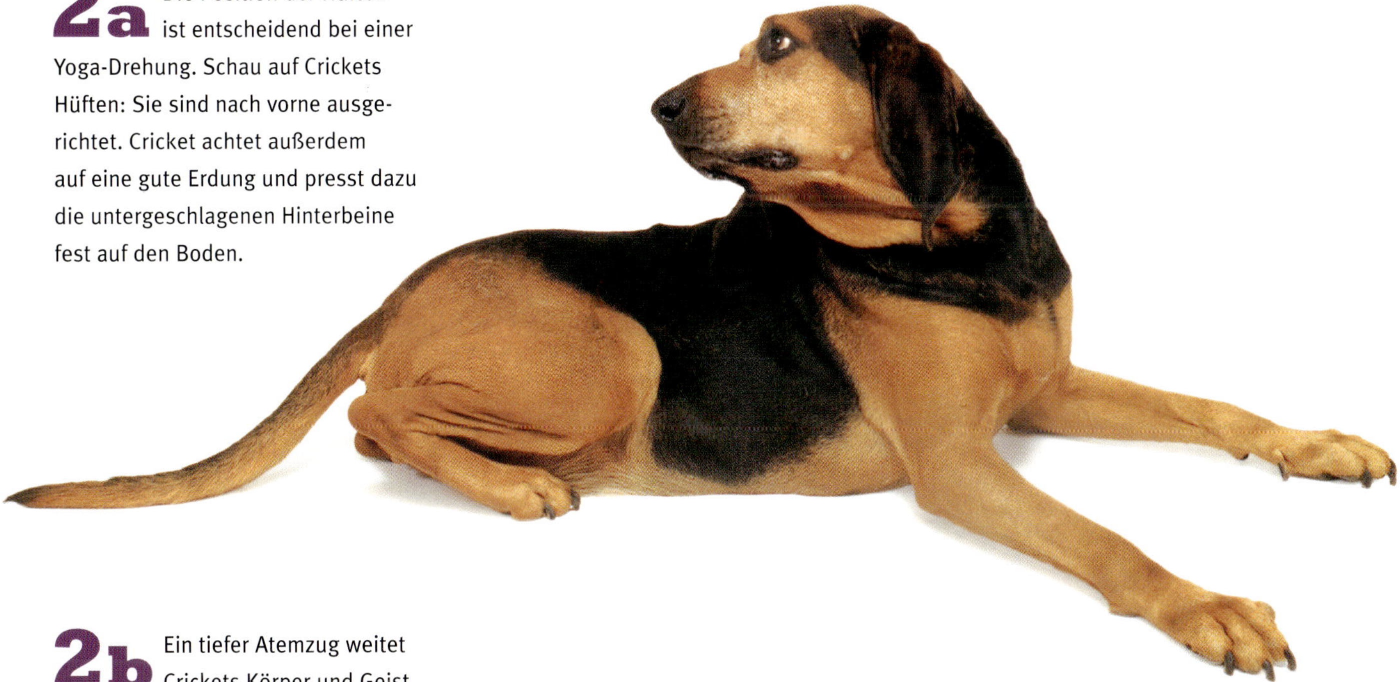

2b Ein tiefer Atemzug weitet Crickets Körper und Geist. So kann sie sich sogar noch weiter drehen. Dafür atmet sie aus und unterstützt die Drehbewegung, indem sie mit ihren Vorderpfoten langsam einen Kreis beschreibt.

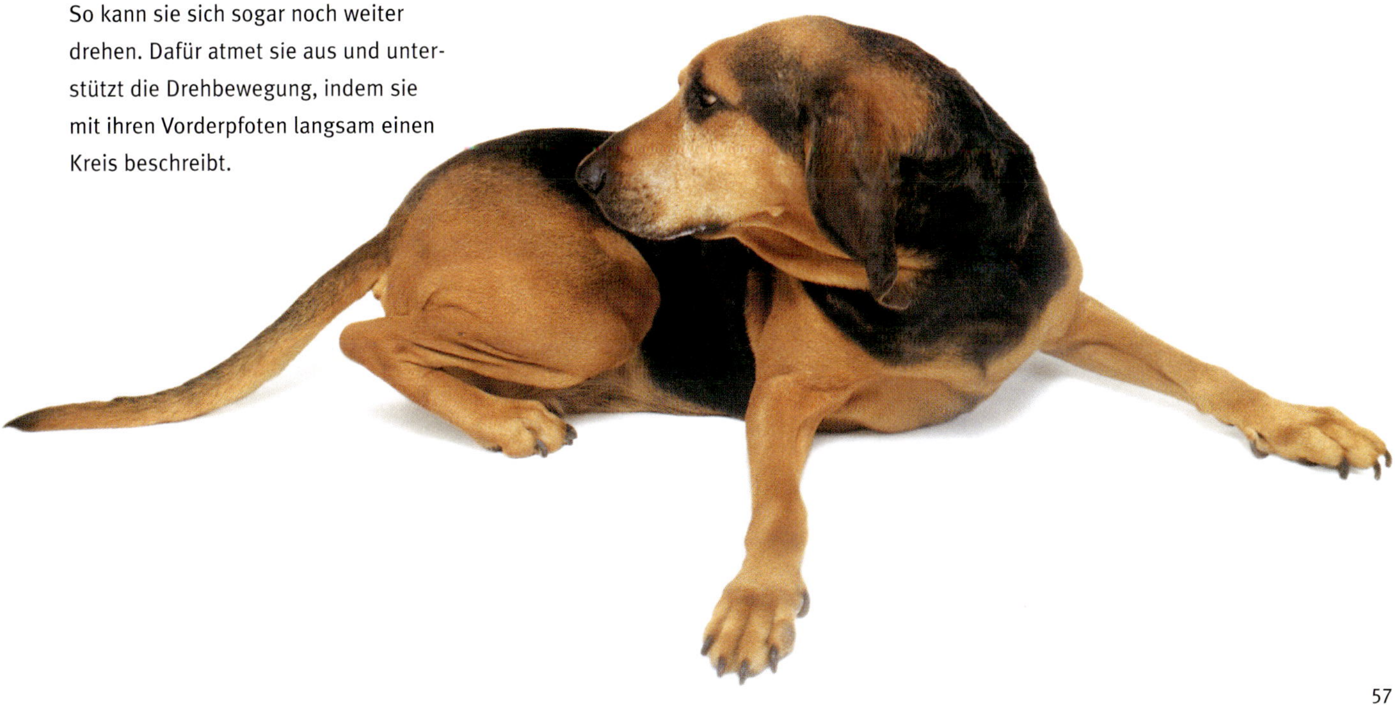

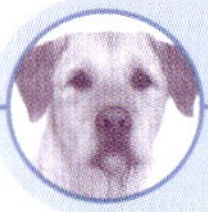

HUNDE-WEISHEIT

»Der Drehsitz baut die Verspannung ab, die ein anstrengender Tag mit sich bringt.« BUSTER

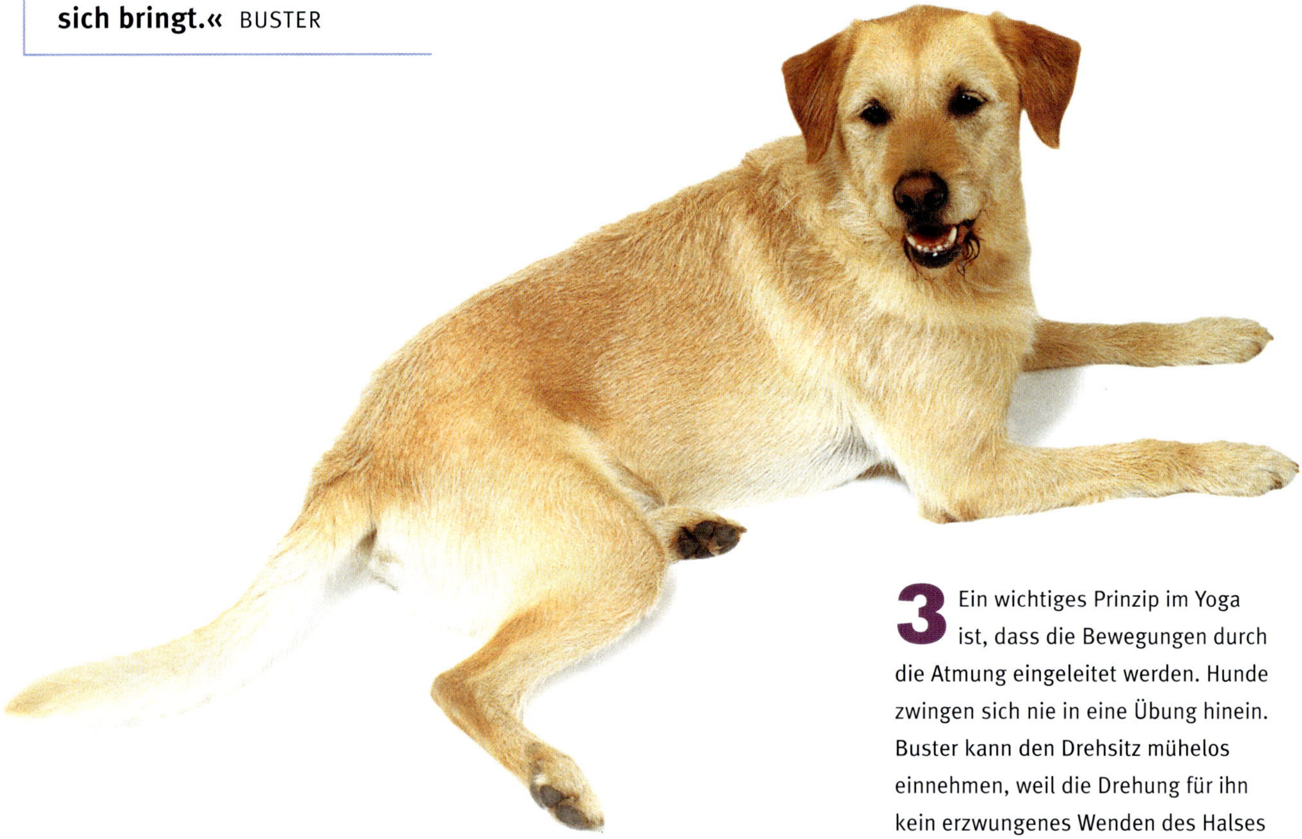

3 Ein wichtiges Prinzip im Yoga ist, dass die Bewegungen durch die Atmung eingeleitet werden. Hunde zwingen sich nie in eine Übung hinein. Buster kann den Drehsitz mühelos einnehmen, weil die Drehung für ihn kein erzwungenes Wenden des Halses ist. Sie ergibt sich ganz natürlich aus seiner Körperstellung.

4a An Kessies Drehung sehen wir, wie wichtig der korrekte Blick (Drishti) ist. Kessies Blick bleibt sanft, wenn sie mit ihrer Drehung beginnt; ihre Augen folgen der Bewegung nur so weit, wie sie den Kopf ohne Anstrengung wenden kann; ihre Blickrichtung geht über die Bewegung nicht hinaus.

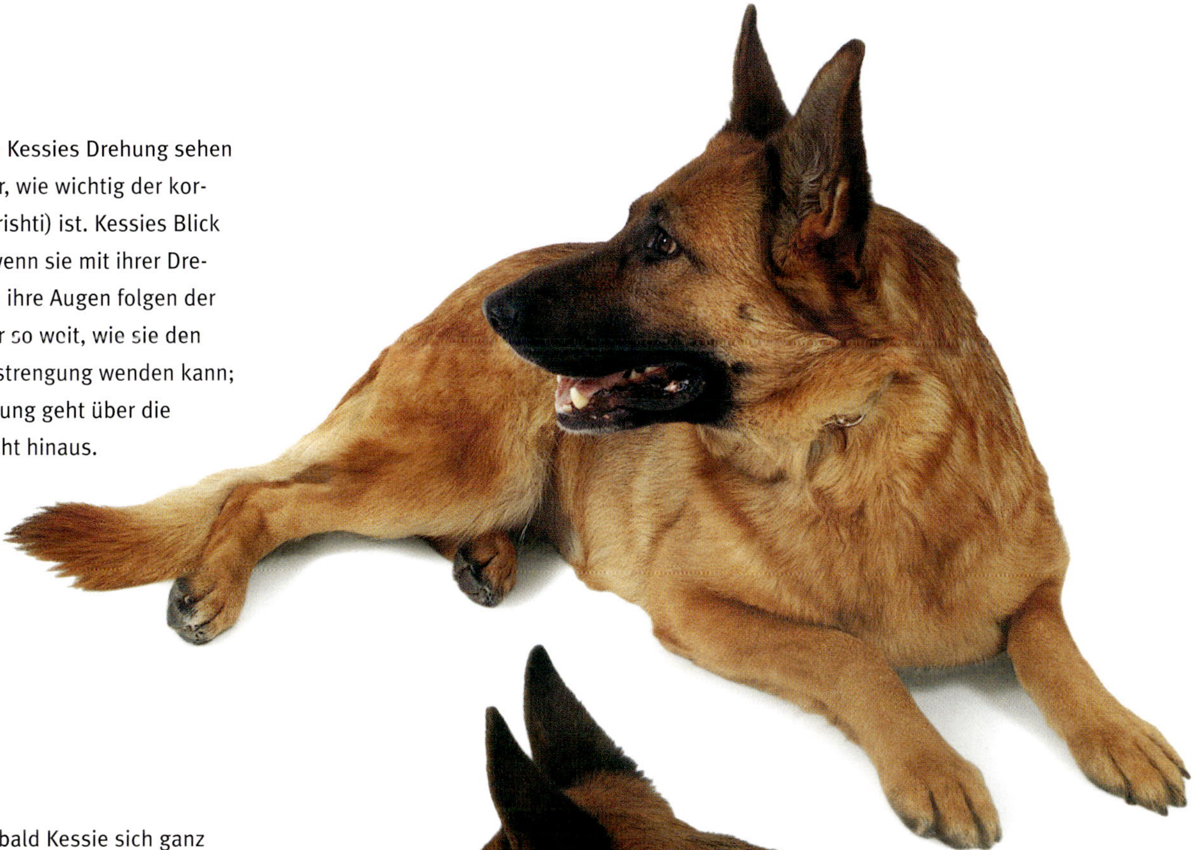

4b Sobald Kessie sich ganz gedreht hat, führt sie ein paar Mal die Siegessichere Atmung durch. Die Luft füllt ihren Brustkorb und öffnet ihn. Beim Ausatmen vertieft Kessie die Drehung – ihr Blick und ihr Körper sind eins in der Bewegung.

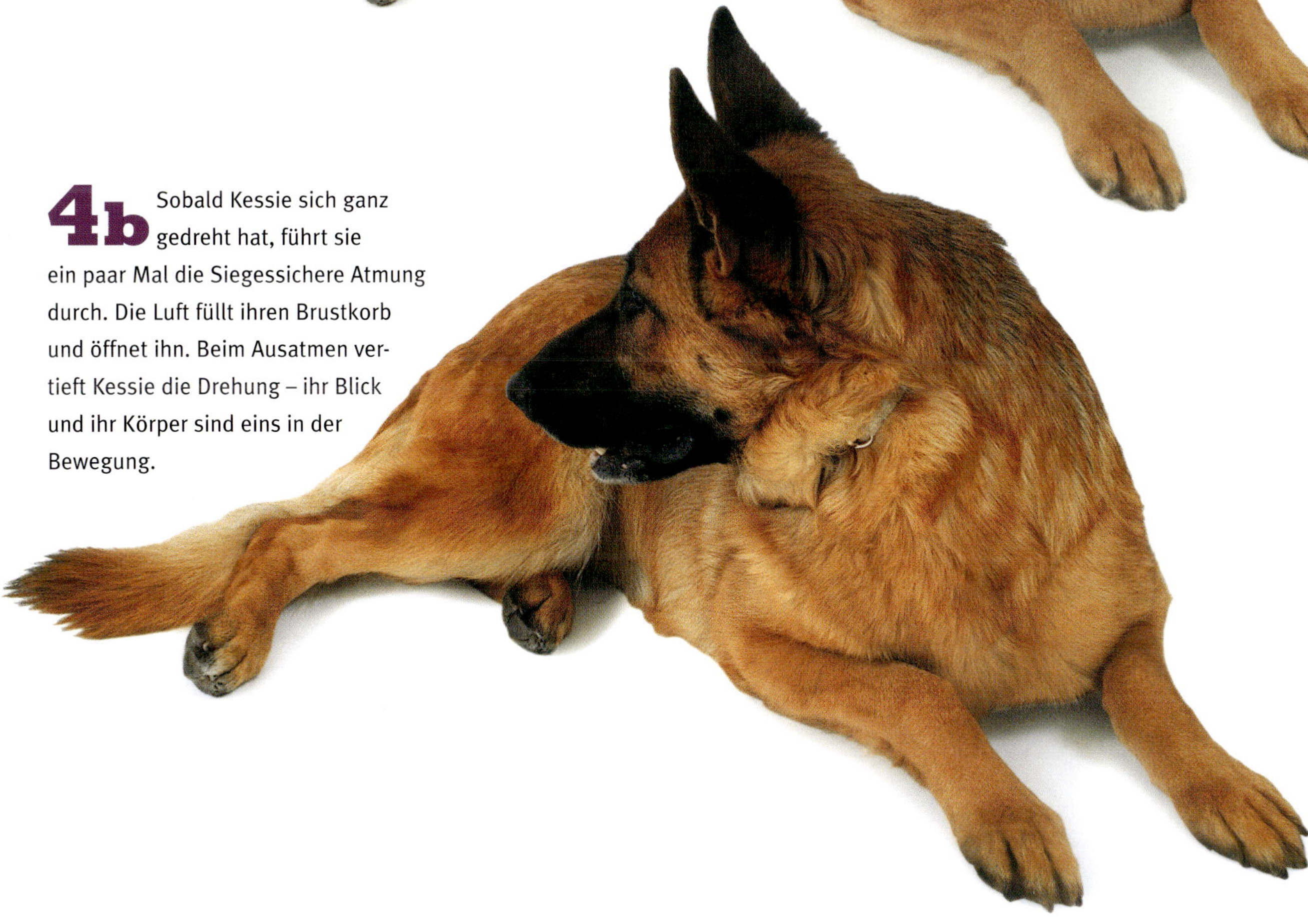

Die Löwenstellung

Das Sanskrit-Wort Simha bedeutet der Mächtige und auch der Löwe. Demnach erinnert ein Hund in der Löwenstellung (Simhasana) äusserlich wie innerlich an einen brüllenden Löwen. Er erfährt seine löwenhaften Eigenschaften: Mut, Tugend, Stolz. Die Übung entspannt ausserdem den Kiefer, beugt Halsschmerzen vor, besänftigt eine raue Bellstimme und reinigt den Hundeatem.

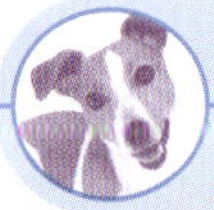

HUNDE-WEISHEIT

»Bei dieser Übung sage ich mir immer wieder: ›Ich will mein Zuhause vor Briefträgern, Waschbären und anderen Gefahren schützen.‹« BENNIE

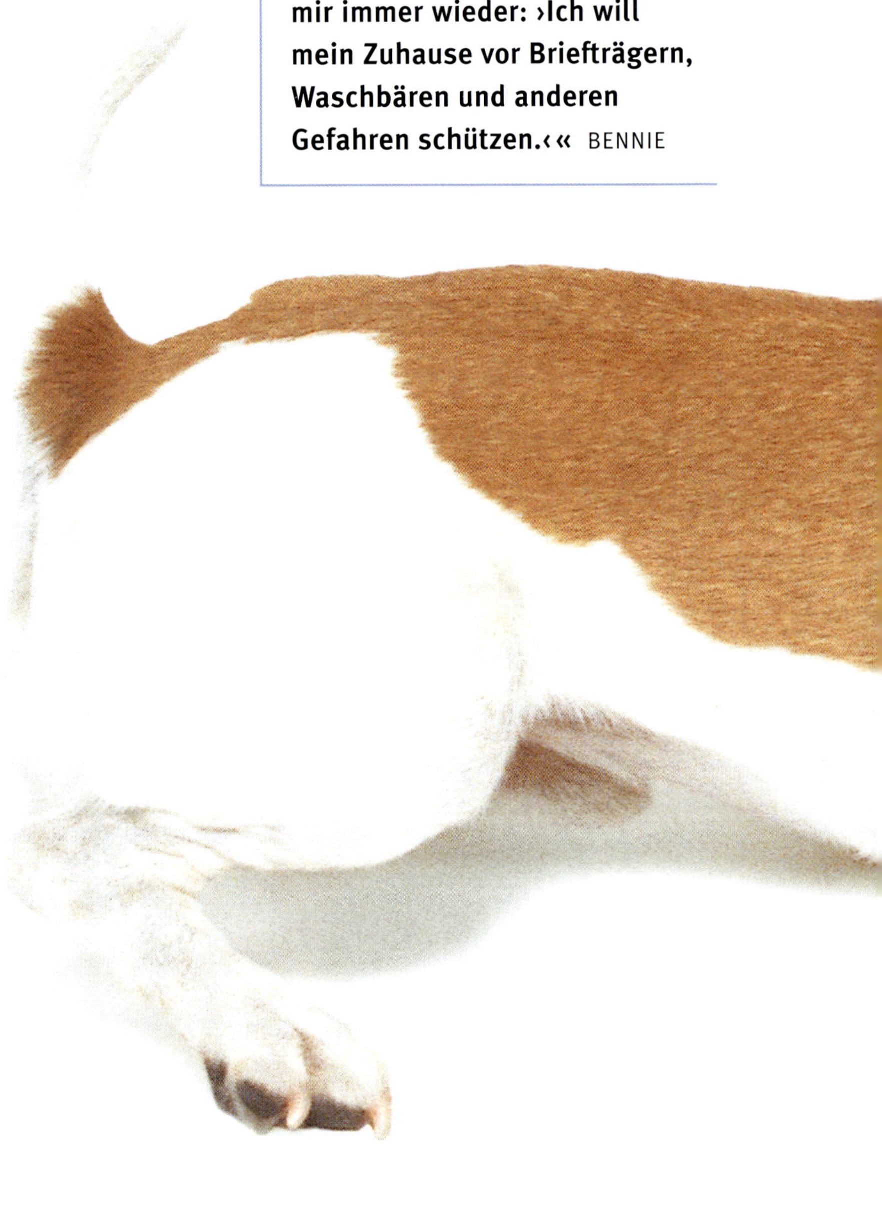

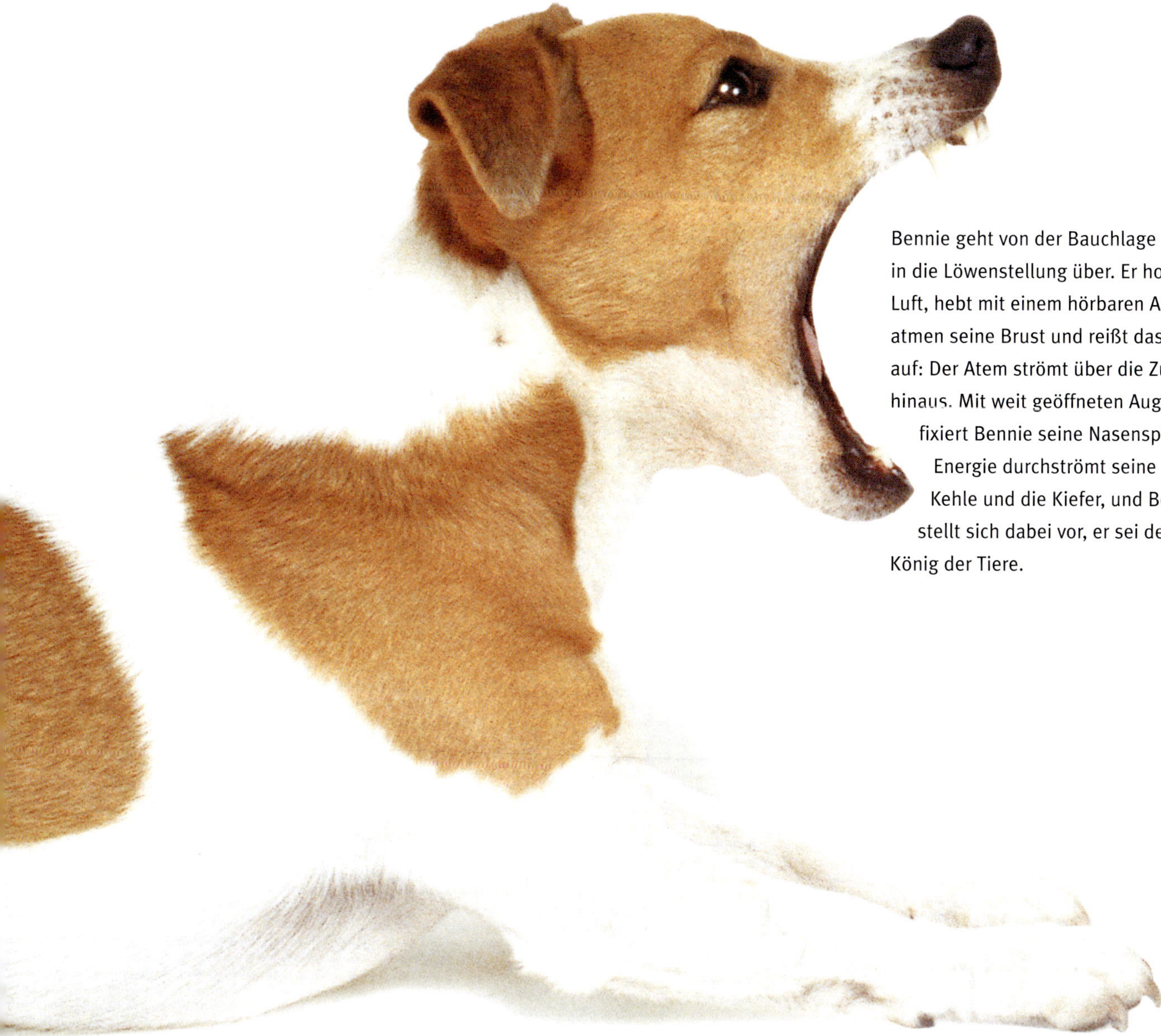

Bennie geht von der Bauchlage in die Löwenstellung über. Er holt tief Luft, hebt mit einem hörbaren Ausatmen seine Brust und reißt das Maul auf: Der Atem strömt über die Zunge hinaus. Mit weit geöffneten Augen fixiert Bennie seine Nasenspitze. Energie durchströmt seine Kehle und die Kiefer, und Bennie stellt sich dabei vor, er sei der König der Tiere.

Glücklicher Welpe

Eine der Lieblingsübungen von Hunden jeder Erleuchtungsstufe ist der Glückliche Welpe, ein Ausdruck reiner Freude am Yoga. Diese Stellung ist eine Abwandlung der klassischen Übungsreihe Supta Padangusthasana, die stärkend und kühlend wirkt. Welpen führen diese Übung ebenso ungezwungen aus wie Menschenbabys, so dass es überflüssig scheint, sie zu erlernen.

1 Bennie atmet ein und rollt sich dabei auf den Rücken, alle vier Beine in die Luft gereckt. Er drückt sein Rückgrat auf den Boden, während er mit seinen Pfoten in Richtung Decke wedelt. Dann atmet Bennie aus, lässt seine Schultern und seinen Nacken auf dem Boden ruhen und seine ganze Wirbelsäule entspannt auf den Untergrund sinken.

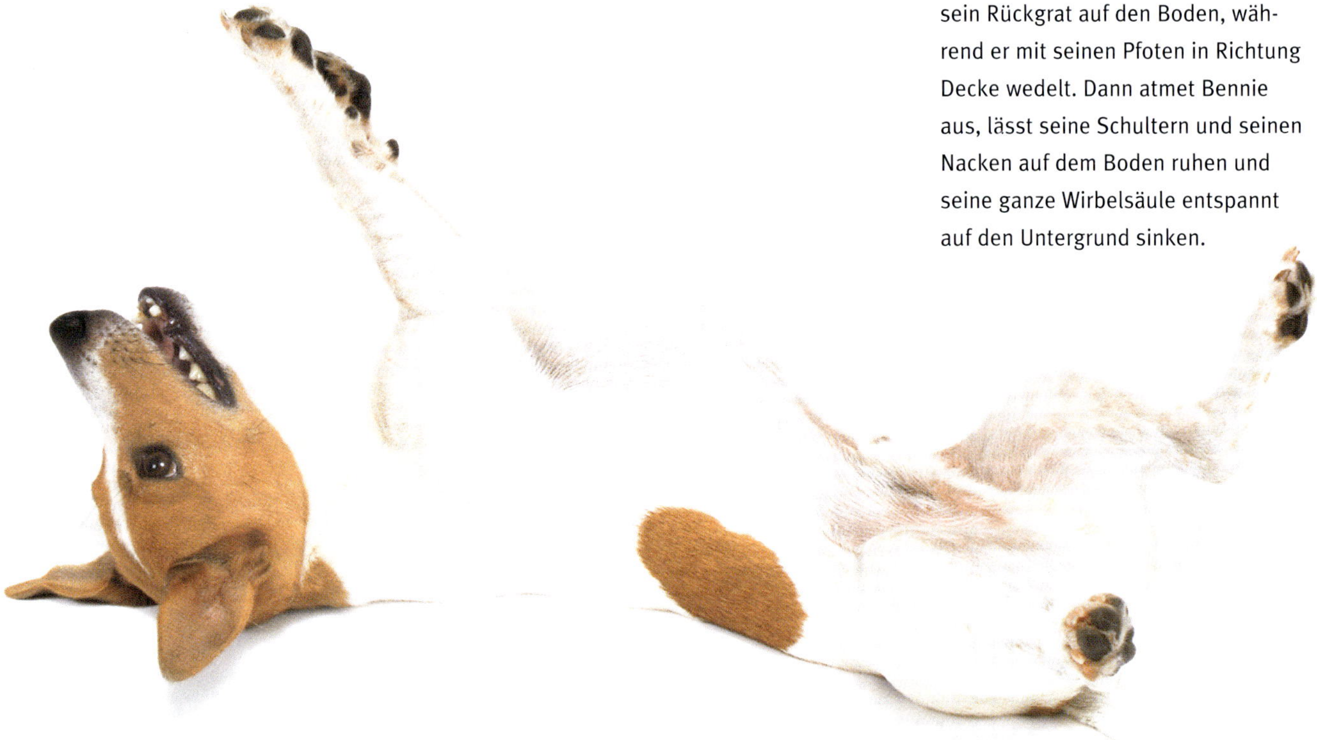

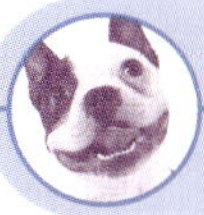

HUNDE-WEISHEIT

»Mein Mantra für Glücklicher Welpe lautet ›Bauchkraulen, Bauchkraulen‹. Ich wiederhole es während der ganzen Übung.« PI

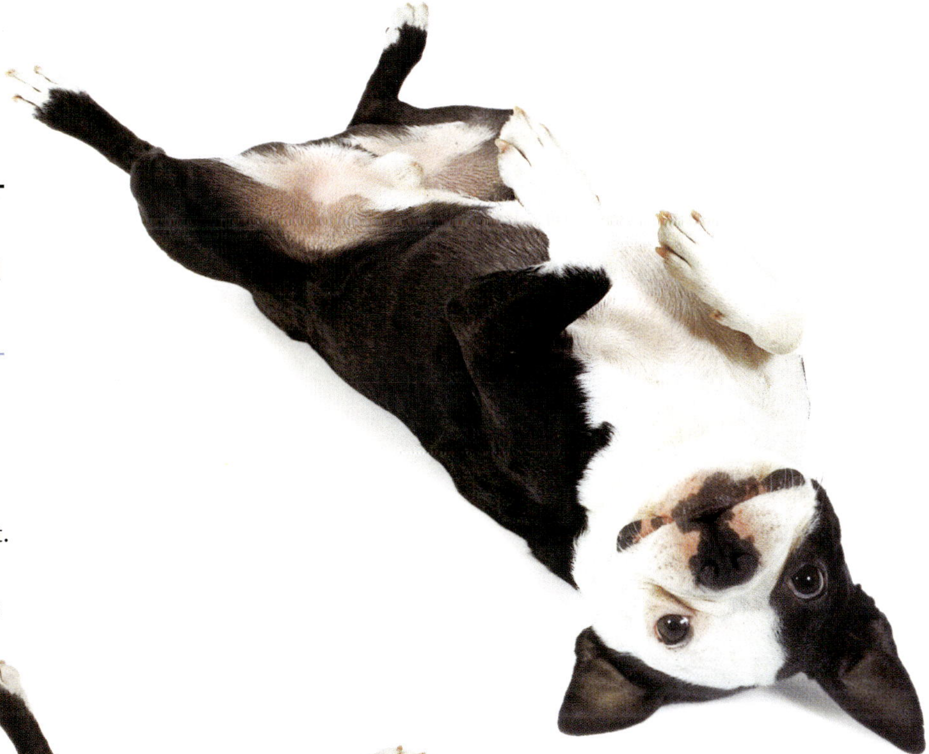

2a Pi streckt sein Rückgrat in ganzer Länge auf dem Boden aus und öffnet seine Körperfront. Er lässt seine Vorderbeine entspannt herunterhängen, und seine Hinterbeine sinken in die Offenheit hinein. Pi lässt sich vom Gleichmaß seines Atems leiten.

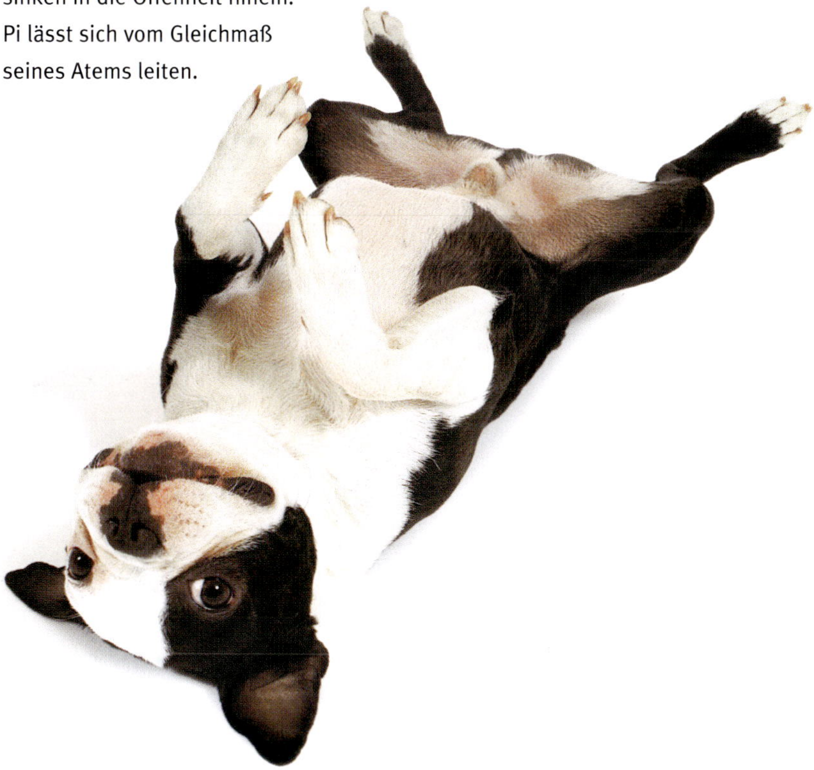

2b Pi zeigt, wie fortgeschrittene Yoga-Schüler ein Leben ohne Hemmungen genießen. Ihn kümmert es nicht, wie sein Bauch aussieht. Hunde denken nicht darüber nach, ob ihre Bäuche fett oder haarig sind – im Gegenteil, sie haben Spaß an ihren Schwächen. Wenn der Hund den Glücklichen Welpen im Freien übt, hat er die Wahl zwischen vielen faszinierenden Gerüchen, die ihn dabei umgeben.

Schütteln und Rollen

Die Übung Schütteln und Rollen verwenden die Hunde, wenn sie von einer Stellung in die andere wechseln. Auf diese Weise können sie die Schwingungen der letzten Übung ganz abschütteln, bevor sie sich der nächsten widmen. Schütteln und Rollen ist entspannend und stimulierend, und es bereitet den Hund geistig ausgezeichnet darauf vor, eine neue Übung zu beginnen.

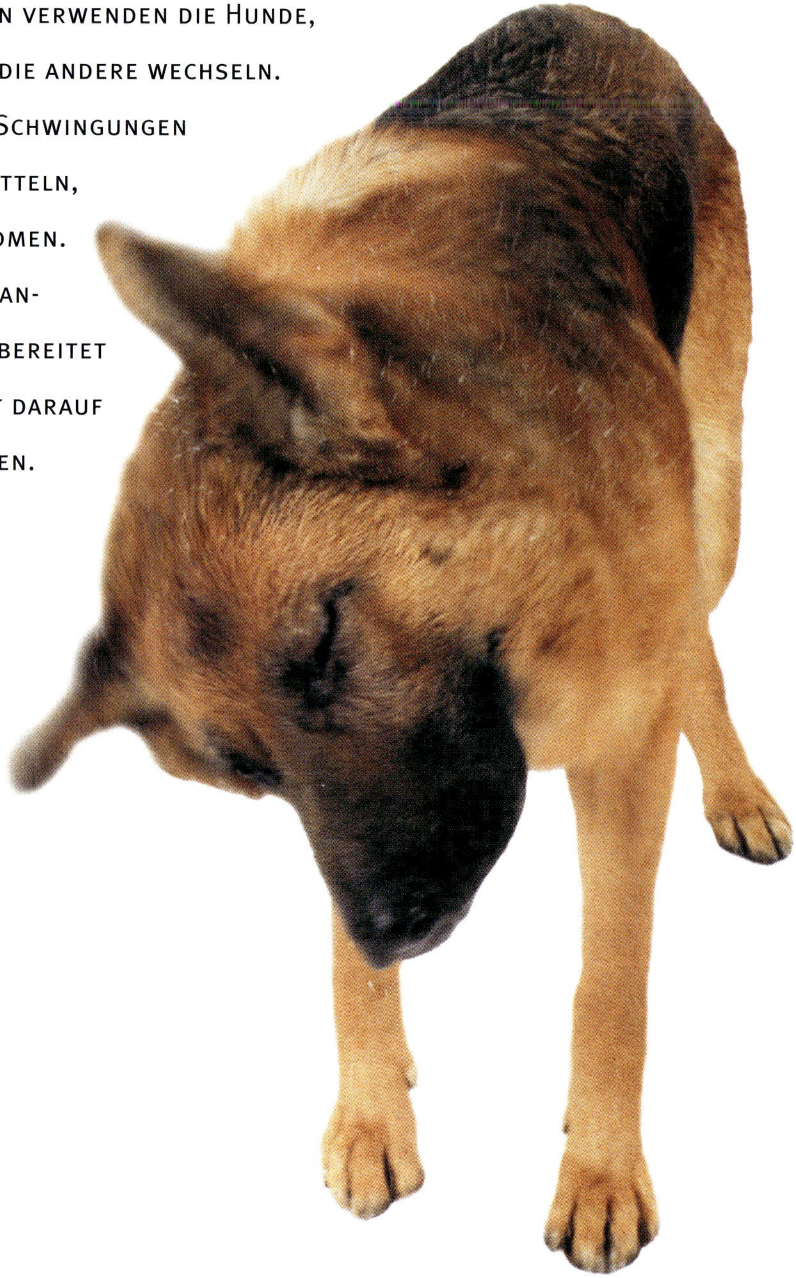

1 Wenn Kessie sich schüttelt, ist es für sie, als würde sie mit ihrem Atem jede Fellsträhne durchströmen. Sie geht von einer gut geerdeten Bergstellung aus und beginnt dann beim Ausatmen, ihren Körper kraftvoll zu schütteln. Dabei entsteht viel Wind, und sie genießt es, wenn ihre Ohren im Luftzug flattern.

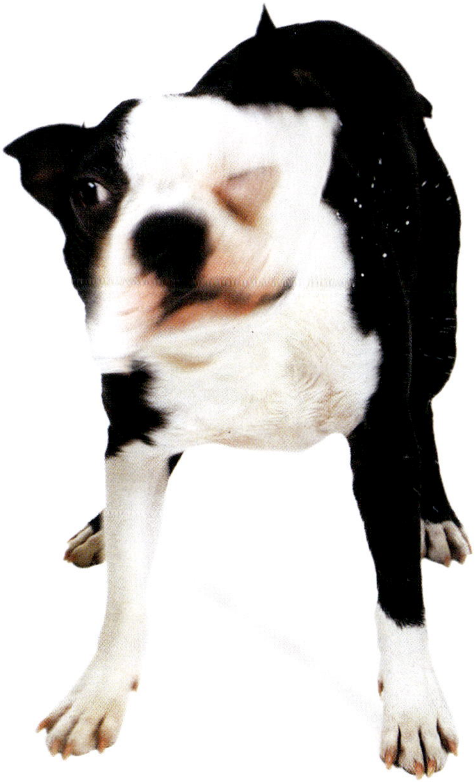

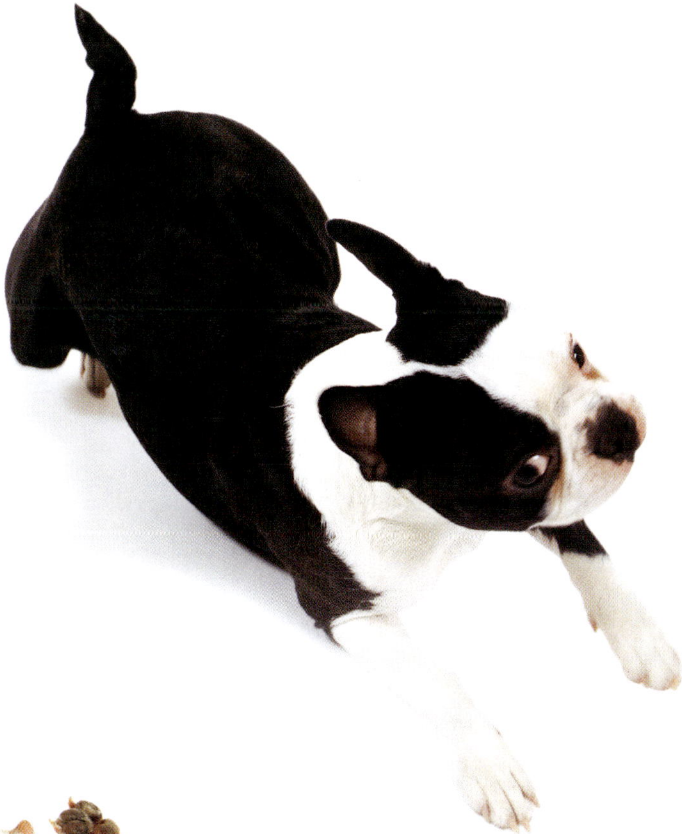

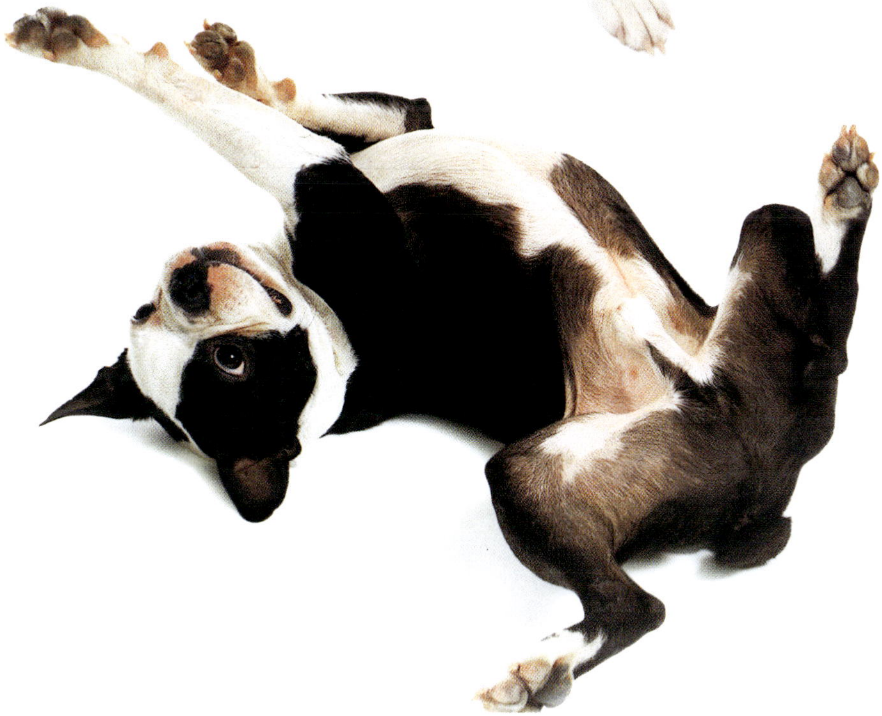

2 Ein gründliches Schütteln setzt Energie frei und mündet deshalb oft in ein Rollen. Pi atmet aus, während er sich schüttelt; dann blickt er auf die Erde und bereitet sich mit einem tiefen Einatmen auf das Rollen vor. Auf der Seite, auf die er sich rollen will, beugt Pi das Vor- und Hinterbein, überlässt sich dann dem Schwung und rollt. Er beendet seine Rolle auf dem Rücken mit einem hörbaren Ausatmen, das wie ein gegrunztes kleines Kichern klingt.

Übungen zum Öffnen der Schultern

Freiheit in den Gelenken ist ein wichtiges Ziel. Besonders das Öffnen der Schultern ist von großem Wert für den Hund (und den Menschen), da es die Haltung verbessert, die Brust frei macht und Verspannungen abbaut. Die Atmung verbessert und vertieft sich, was wiederum zu einem klaren, ruhigen Geist führt – dem eigentlichen Ziel aller Yoga-Praxis.

HUNDE-WEISHEIT

»Bei Übungen zum Öffnen der Schultern öffne ich auch mein Herz, was mir Liebe und Aufmerksamkeit einbringt und gelegentlich ein Extrahäppchen.« HARLEM

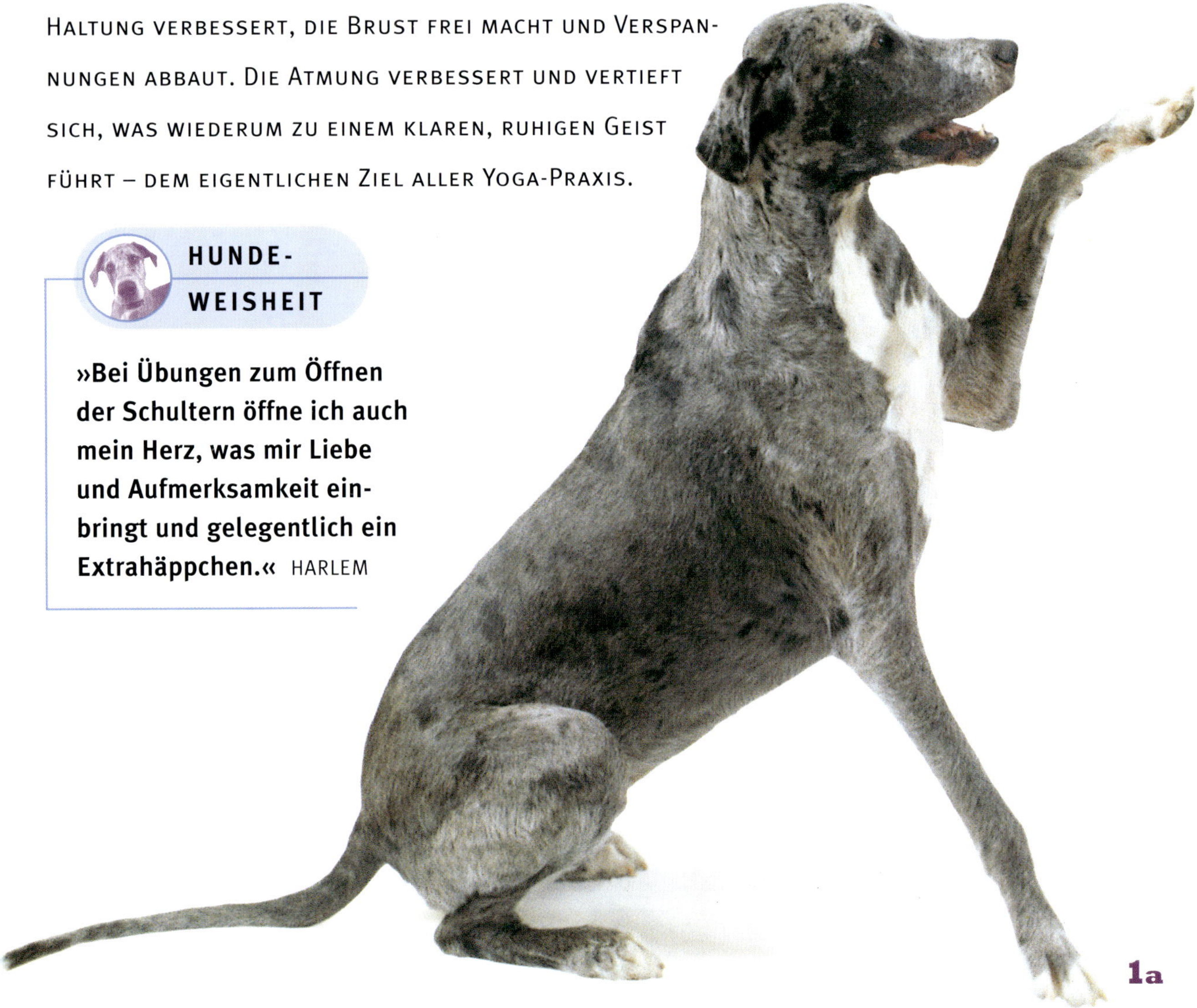

1a

1a Harlem demonstriert eine typische Yoga-Übung zum Öffnen der Schultern. Menschen kennen sie vielleicht als Pfotegeben, aber Hunde nennen die Übung Schulteröffnen mit einer gehobenen Pfote. Von ihrer stabilen Sitzposition aus streckt Harlem die linke Vorderpfote nach vorne und fühlt, wie diese leicht wird.

1b Beim Atmen dehnen sich Harlems Brust und Rippen noch stärker. Als sie ihre rechte Pfote hebt, um zur Übung Schulteröffnen mit zwei gehobenen Pfoten überzugehen, geschieht die Öffnung wie von selbst. Gleichzeitig vertieft sich die Verbindung der Hündin zum Boden, und sie spürt, wie die kraftvolle Energie der Erde sie durchfließt.

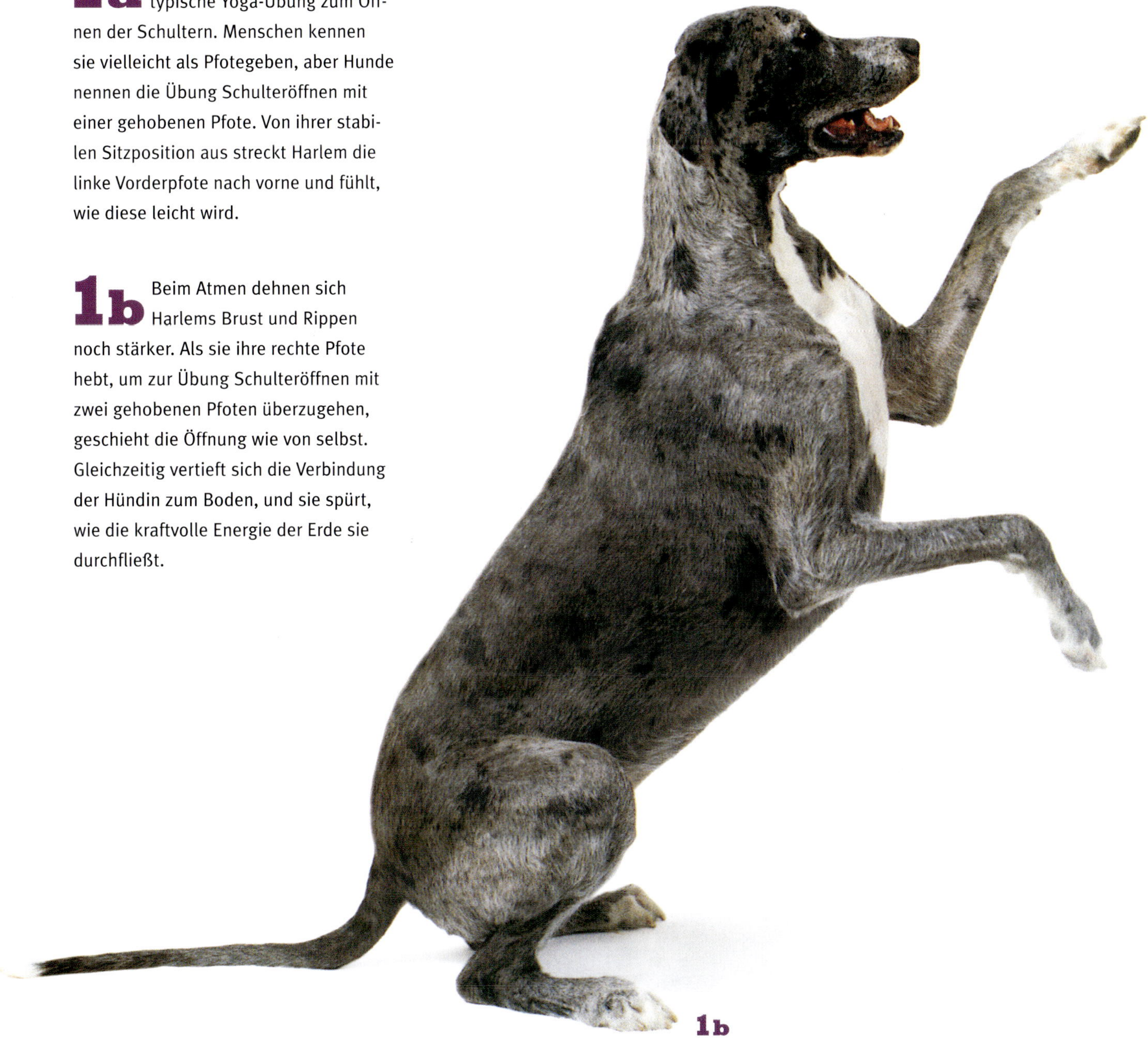

1b

Übungen zum Öffnen der Hüften

Das tägliche Pensum eines aktiven Hundes an Gehen, Rennen und Springen bewirkt, dass sich Muskeln und Bänder verkürzen und an Beweglichkeit verlieren. Deshalb haben viele Yoga-Übungen den Zweck, die Hüften zu öffnen.

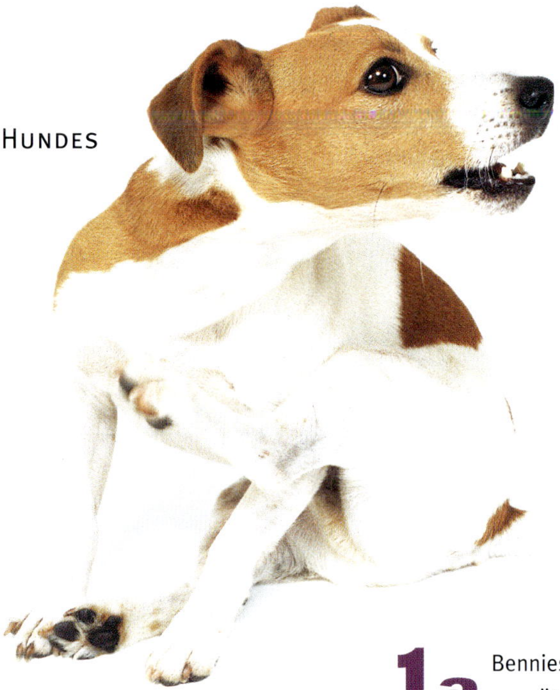

1a

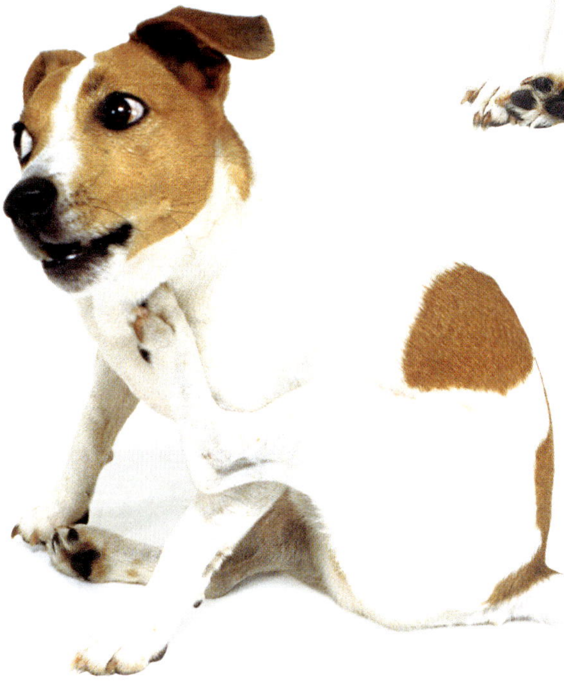

1b

1a Bennies Lieblingsübung zum Öffnen der Hüften ist eine dynamische Variante von Hinterbein vor (Eka Hasta Bhujasana). Sitzend atmet Bennie ein und hebt sein Hinterbein hoch über die Schulter oder das Bein auf derselben Körperseite.

1b Wenn Bennie die Leistengegend stark krümmt und den Kopf vor- und zurückbewegt, kann er die Hüften noch besser öffnen. Wie viele Hunde hat auch er festgestellt, dass diese Stellung bestens geeignet ist, um sich an einer juckenden Stelle am Kinn zu kratzen.

2a Seine weit offenen Hüften verdankt Pi dem Üben dieser Stellung, einer Variante des Froschs (Bhekasana). Aus einer sitzenden Position geht Pi entspannt in eine nach vorne gerichtete Stellung über. Er spreizt seine Hinterbeine und lässt seine Leistengegend entspannt auf dem Boden ruhen.

2b Pi ist frei von Hemmungen und kann seinen Bauch und seine Hüften flach auf den Boden legen. Er ist völlig entspannt, aber trotzdem ziemlich aufmerksam.

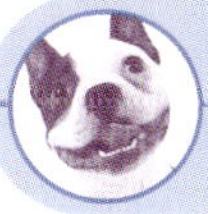

HUNDE-WEISHEIT

»Fürchte dich nicht vor der Erde – umarme sie. Es ist ein wunderbares Gefühl.« PI

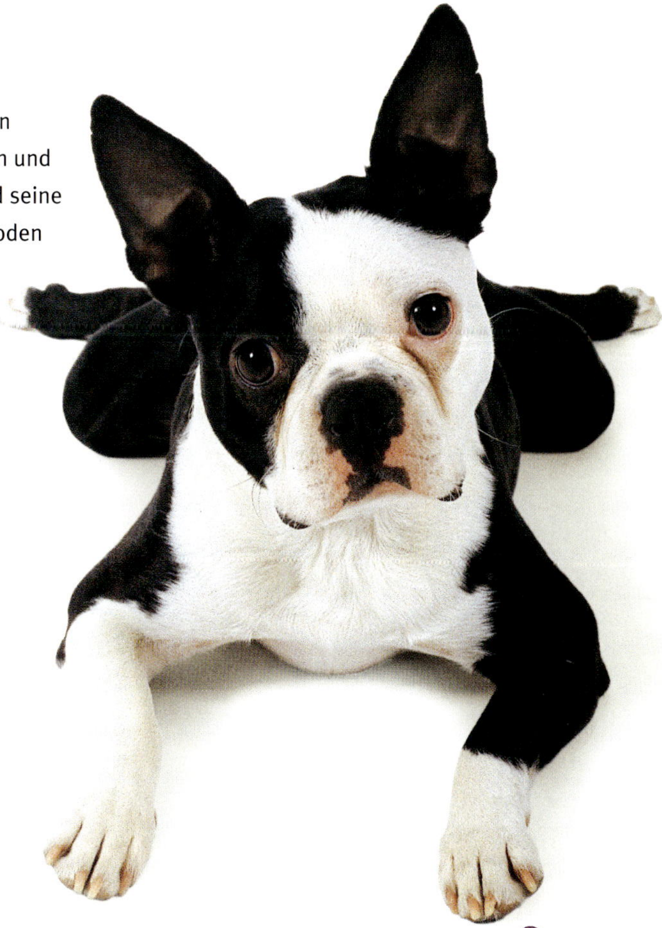

2a

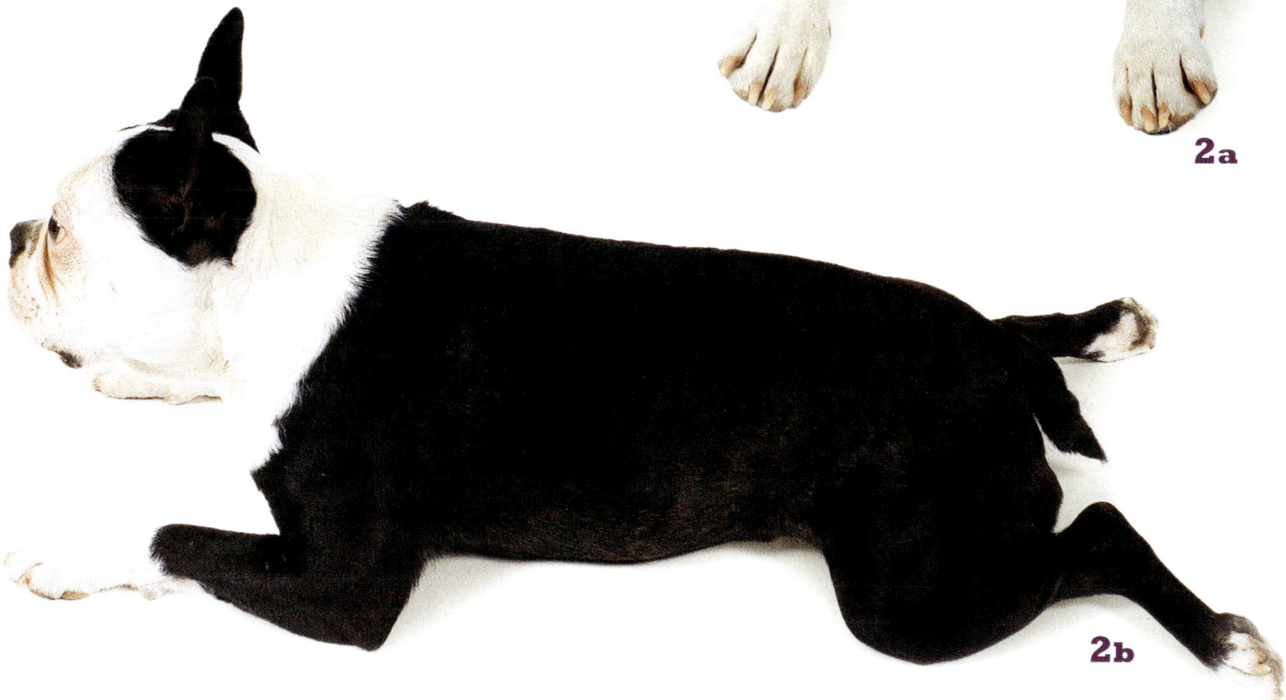

2b

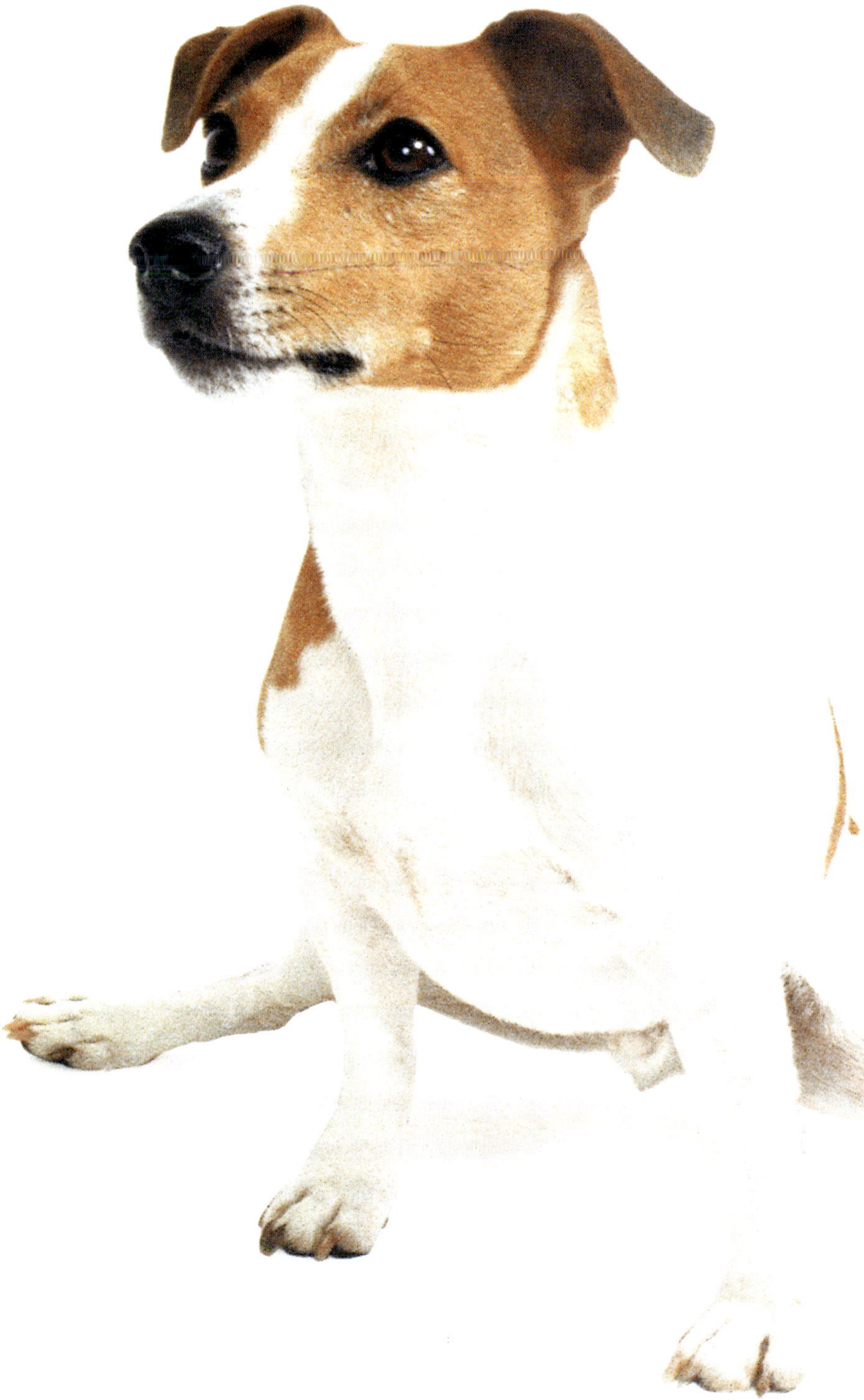

3 Eine weitere Übung zum Öffnen der Hüften, die Bennie gerne mag, ist der Aufrechte Winkel (Upavista Konasana). Mit gespreizten Hinterbeinen setzt er sich hin und blickt nach oben auf einen Punkt, der sich als Fortsetzung seiner Wirbelsäule denken lässt. Mit geradem Rücken beugt er sich langsam nach vorne, um sein Becken noch weiter zu öffnen.

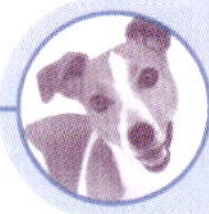

HUNDE-WEISHEIT

»Bei dieser Übung frage ich mich immer: ›Wie fühle ich mich? Wo bin ich verspannt? Muss ich mal raus?‹« BENNIE

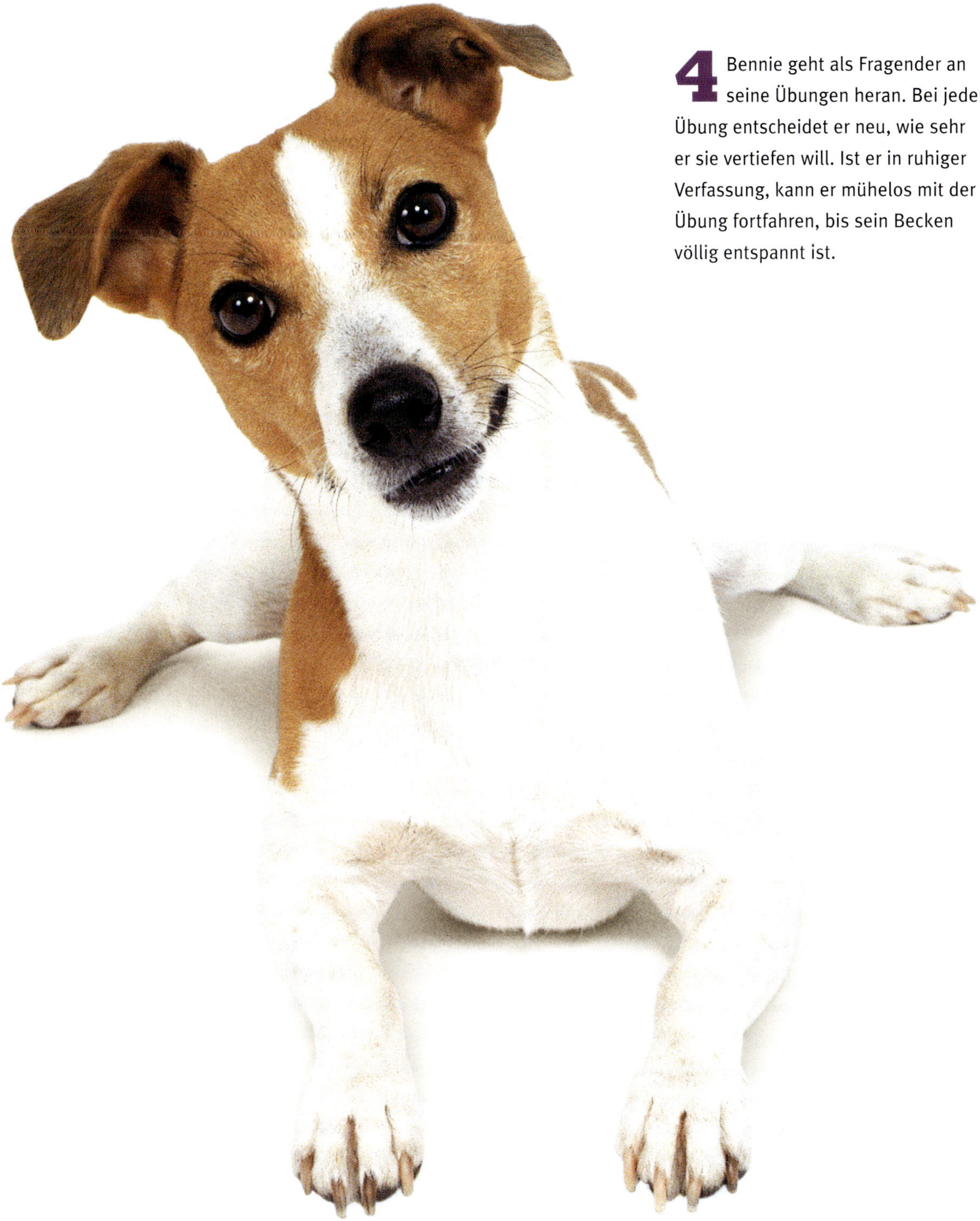

4 Bennie geht als Fragender an seine Übungen heran. Bei jeder Übung entscheidet er neu, wie sehr er sie vertiefen will. Ist er in ruhiger Verfassung, kann er mühelos mit der Übung fortfahren, bis sein Becken völlig entspannt ist.

Lotussitz

Eine der bekanntesten Stellungen im Yoga ist der Lotussitz (Padmasana). Bei dieser Übung mit gekreuzten Beinen erinnern die Pfoten des Hundes an die Blütenblätter einer Lotusblüte (in Sanskrit bedeutet Padma Lotus). Der Lotussitz wird als Meditationsstellung verehrt; er beruhigt den Geist, steigert die Konzentration und eignet sich auch ausgezeichnet für Atemübungen.

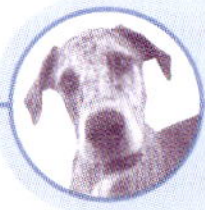

HUNDE-WEISHEIT

»Als Vorbereitung auf den Lotussitz drehe ich mich gerne dreimal im Kreis, bevor ich die Stellung einnehme.« HARLEM

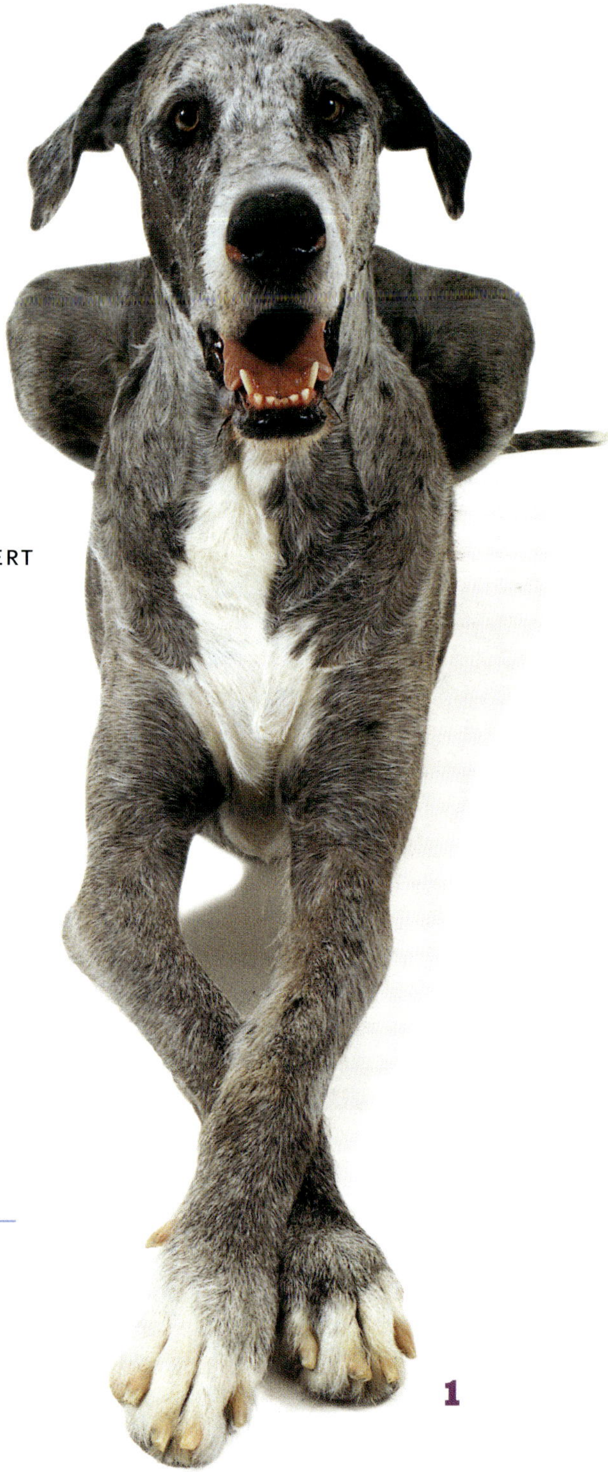

1

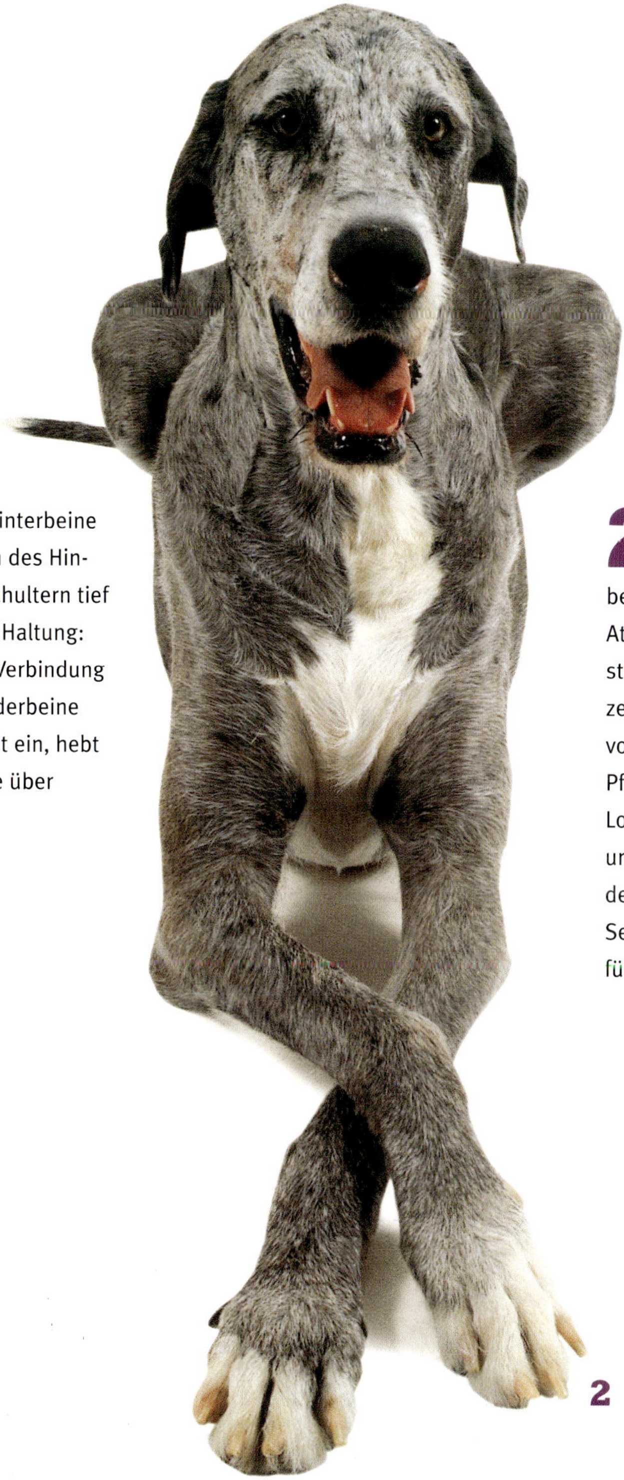

2

1 Das Gewicht auf die Hinterbeine verlagert, die Muskeln des Hinterleibs angespannt, die Schultern tief und den Kopf in aufrechter Haltung: So hat Harlem eine starke Verbindung zur Erde und kann ihre Vorderbeine jederzeit kreuzen. Sie atmet ein, hebt ihre linke Pfote und legt sie über die rechte.

2 Wenn Harlem entspannt den Lotussitz eingenommen hat, beginnt sie mit der Siegessicheren Atmung, um ihre Konzentration zu steigern. Nach jeweils zehn bis fünfzehn Atemzügen fängt sie wieder von vorne an, wobei diesmal die andere Pfote oben liegt. Indem Harlem den Lotussitz abwechselnd mit der linken und rechten Pfote ausführt, verhindert sie, dass die Bevorzugung einer Seite zu einseitigen Belastungen führt.

Toter Hund

Yoga-Sitzungen enden immer mit einer Phase tiefer Entspannung, in der sich der Hund zurücklehnt und alle geistigen und physischen Anstrengungen loslässt. Diese Entspannungsübung heisst Toter Hund (Savasana). Der Körper bleibt dabei völlig reglos, der Hund beobachtet seinen Geist, schläft aber nicht ein. Hunde sind hochbegabt in der Kunst der Entspannung, und Menschen können in dieser Hinsicht viel von ihnen lernen.

1 Zur Vorbereitung auf den Toten Hund legt Kessie sich auf die Seite. In einer Stellung, die natürlich und bequem ist, richtet sie ihre rechte Schulter so aus, dass sie genau über ihrer linken Schulter liegt, und ihre rechte Hüfte so, dass sie über der linken Hüfte liegt. Sie lässt ihren Kiefer locker hängen und bedeckt ihre Hinterbeine wärmend mit ihrem Schwanz. Um sich leichter entspannen zu können, holt sie ein paar Mal langsam und tief Luft, dann lässt sie den Atem natürlich fließen und beobachtet einfach nur.

HUNDE-WEISHEIT

»Lass es nicht zu, dass äußere Störungen (Höre ich den Postboten?) oder persönliche Sorgen (Gehen wir heute zum Tierarzt?) dich ablenken. Lass alles hinter dir.« KESSIE

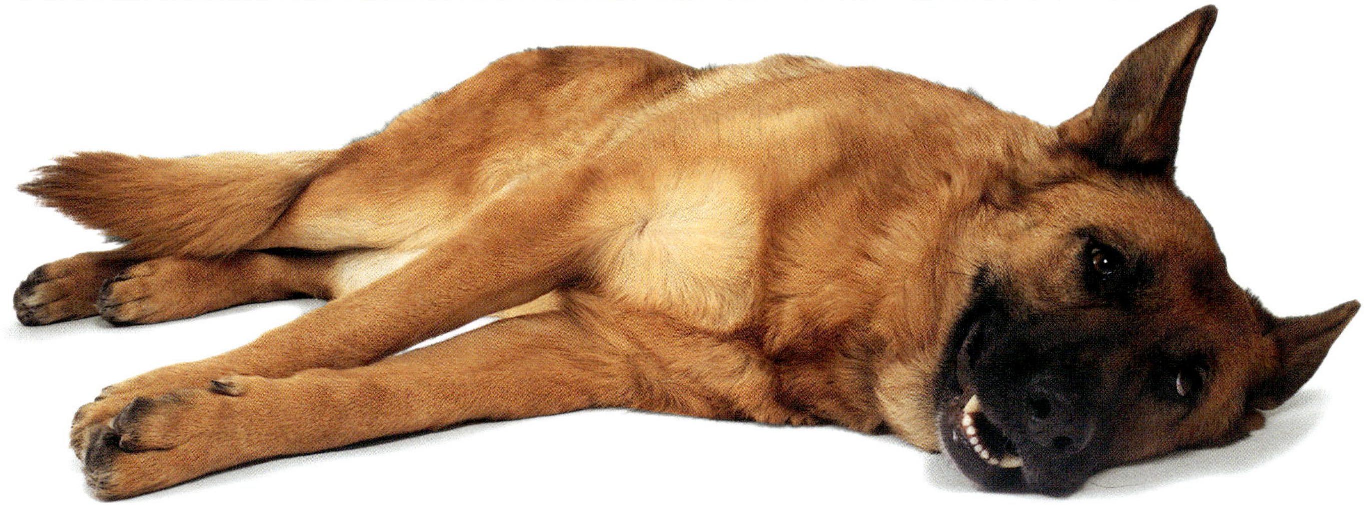

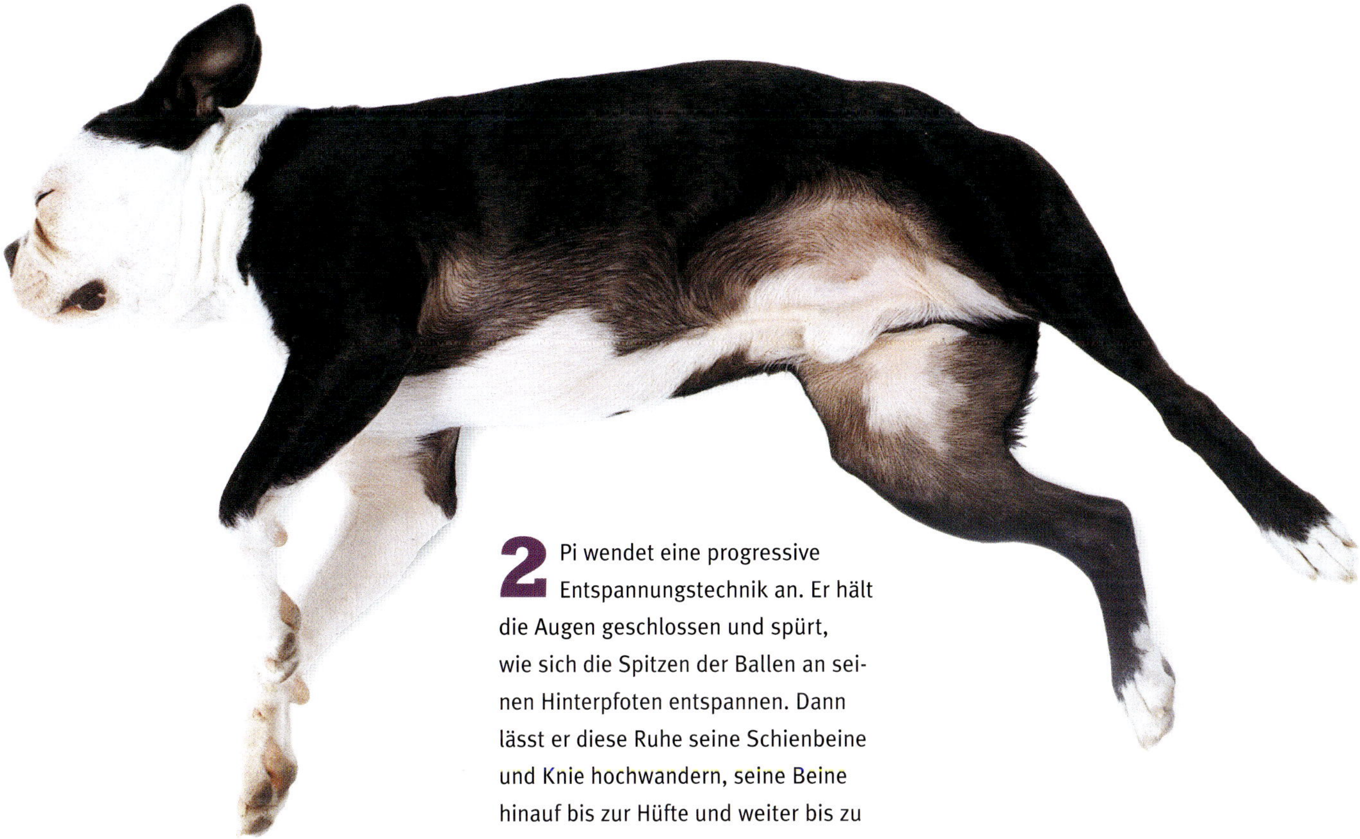

2 Pi wendet eine progressive Entspannungstechnik an. Er hält die Augen geschlossen und spürt, wie sich die Spitzen der Ballen an seinen Hinterpfoten entspannen. Dann lässt er diese Ruhe seine Schienbeine und Knie hochwandern, seine Beine hinauf bis zur Hüfte und weiter bis zu seinem Scheitel und in die Ohrenspitzen. Ein Muskel nach dem anderen entspannt sich und scheint mit der Erde zu verschmelzen. Die Nerven beruhigen sich, und die wohltuenden Auswirkungen der Übungen können sich im Körper entfalten.

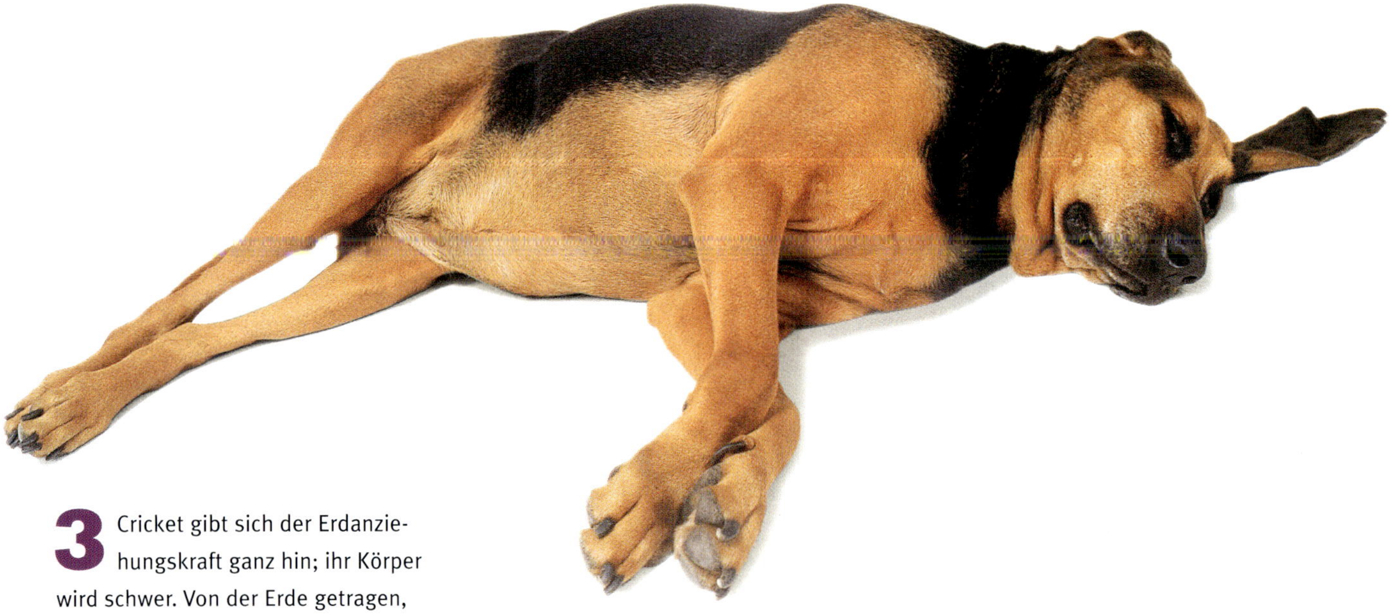

3 Cricket gibt sich der Erdanziehungskraft ganz hin; ihr Körper wird schwer. Von der Erde getragen, kann sie sich dieser Kraft völlig hingeben. Behutsam schüttelt sie die letzten Reste von Anspannung ab, entspannt ihre Zunge, ihre Nasenlöcher und Gehörgänge. Sie löst ihre Stirn und lässt zu, dass sich ihre Augen langsam schließen. Ruhig beobachtet sie ihren Atem. Wenn ihre Gedanken zu Alltagsdingen wie dem Abendessen abdriften, holt sie sich gelassen mit ein paar tiefen Atemzügen zurück in die Gegenwart und richtet ihre Konzentration wieder nach innen.

TIPP FÜR MENSCHEN

Die Entspannung eines Hundes ist so tief, dass viele Menschen jahrelang Yoga üben müssen, um einen ähnlichen Zustand zu erreichen. Für Menschen ist es am besten, den Toten Mann in Rückenlage auszuführen. Die Fußspitzen dürfen dabei leicht auf die Seite kippen, die Arme liegen mit offenen Handflächen in leichtem Winkel zum Körper, die Augen sind geschlossen, der Atem fließt natürlich. Versuche, in dieser Stellung zu fühlen, wie die Entspannung sich in Körper und Geist ausbreitet; lass los …

4 Nachdem Bennie mehrere Minuten lang ruhig im Toten Hund verharrt hat (oder waren es eher Stunden?), ist er bereit, wieder aufzustehen. Hunde wissen, dass es am besten ist, langsam aus dem Toten Hund herauszukommen und sich Zeit damit zu lassen, wieder Verbindung zur Umwelt aufzunehmen. Bennie öffnet behutsam die Augen und richtet seine Aufmerksamkeit wieder nach außen. Er atmet mehrmals tief ein und beginnt, seine Beine zu strecken. Seine Ohren spitzen sich und werden aufnahmefähig für die Geräusche um ihn herum, sein Schwanz stellt sich wieder auf. Sobald er sich bereit fühlt, rollt er sich in eine sitzende Stellung.

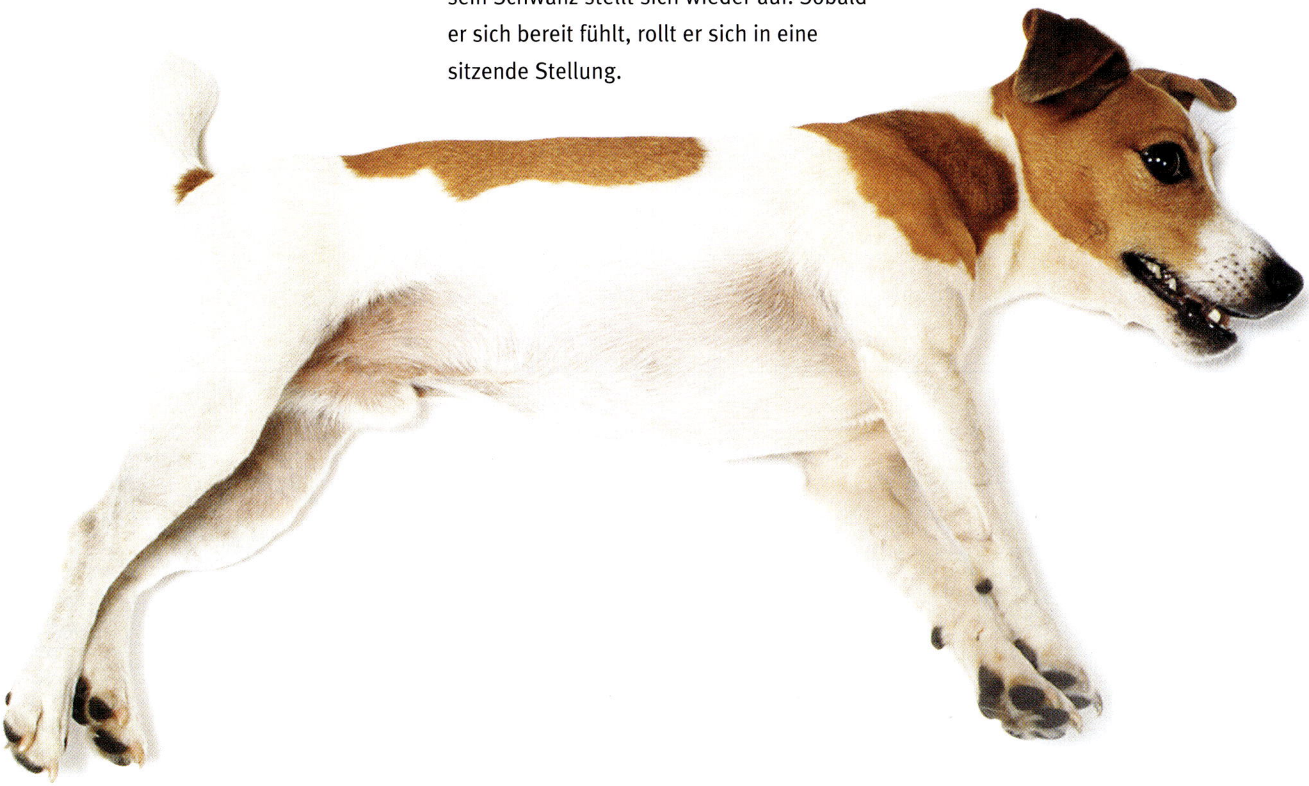

Zurückziehen der Sinne

Das Zurückziehen der Sinne (Pratyahara) ist die Voraussetzung für die Meditation. In diesem Stadium bemüht sich der Hund bewusst, seine Sinne nach innen zu kehren und von äusseren Reizen abzuwenden. Das erfordert grosse Disziplin, da die Augen, Ohren, Nase, Zunge und Haut des Hundes ständig auf neue Eindrücke warten. Das Zurückziehen der Sinne hilft dem Hund, seine Wünsche (Häppchen, Duftmarkierungen oder die Gesellschaft anderer Hunde) unter Kontrolle zu bringen. Schliesslich führt die Übung dazu, dass der Hund von seinen Begierden befreit ist.

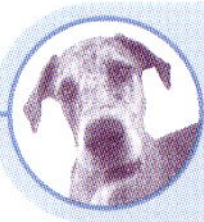

HUNDE-WEISHEIT

»Bis mein Frauchen lernte, diese Übung zu erkennen, glaubte sie, ich würde mich einfach hartnäckig weigern zu kommen, wenn sie mich gerufen hatte. Jetzt versteht sie, dass dann meine Sinne nach innen gerichtet sind.« HARLEM

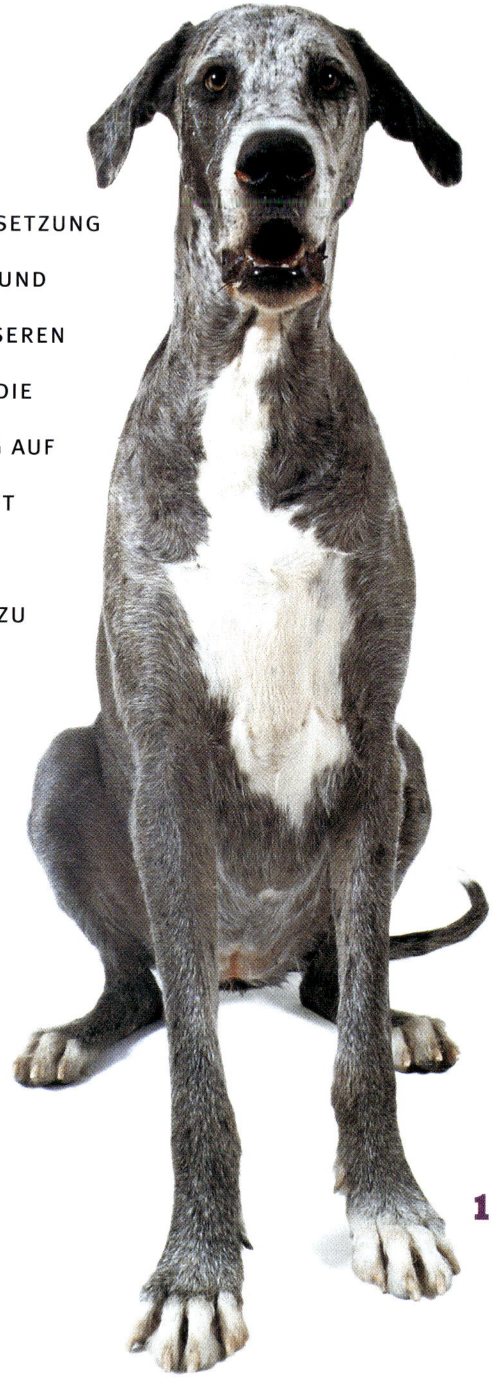

1

1 Harlem bereitet sich auf das Zurückziehen der Sinne vor. Sie sitzt in einer entspannten, aber stabilen Haltung, Rumpf und Hinterpfoten in fester Ruhelage, die Vorderpfoten aufgestellt, den Kopf aufgerichtet, die Ohren angehoben und geöffnet. Sie ist sich ihres Atems bewusst; sie beobachtet ihn, kontrolliert ihn aber nicht; sie ist sich der Welt um sich herum bewusst, tritt aber nicht mit ihr in Kontakt.

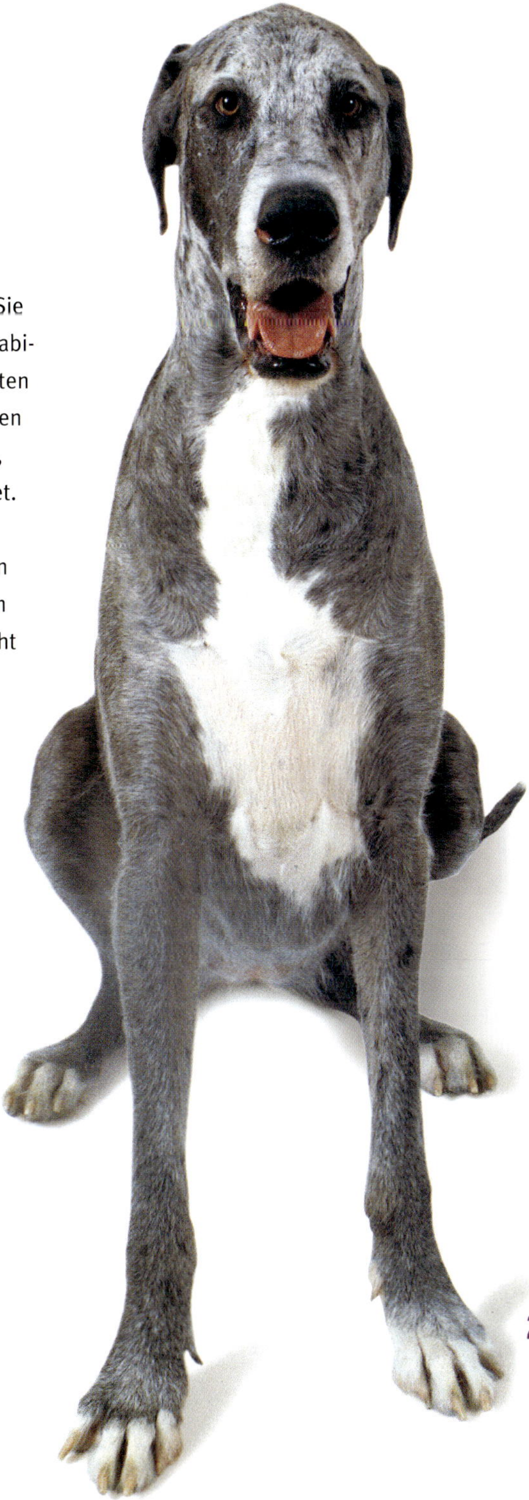

2

2 Nach einigen Minuten, in denen sie ihren Atem beobachtet hat, ist Harlem bereit, mit dem Zurückziehen der Sinne zu beginnen. Sie legt langsam ihre Ohren an und deckt ihre Gehörgänge ab. Dann stellt sie sich ihre Gehörgänge bildlich vor und versucht, das Innenohr zu öffnen, zu vertiefen, weicher zu machen. Dabei entspannt sie sich tief, und die äußere Welt verschwindet aus ihrem Bewusstsein.

Meditation

Im Gegensatz zu den Menschen brauchen Hunde keine Einweisung in die Meditation (Dhayana). Hunde sind die geborenen Meditierenden. Sie befinden sich ständig in einem Zustand der Bewusstheit und sind in jedem Augenblick bereit loszulassen. Dennoch nehmen viele Hunde Techniken zu Hilfe, um sich meditativ zu versenken, das heisst gelassen und geistig ruhig zu werden und sich aller Dinge gleichzeitig und doch keiner Sache besonders bewusst zu sein. Es ist ein Zustand des Nichturteilens und der Tatenlosigkeit. Der Hund *ist* einfach.

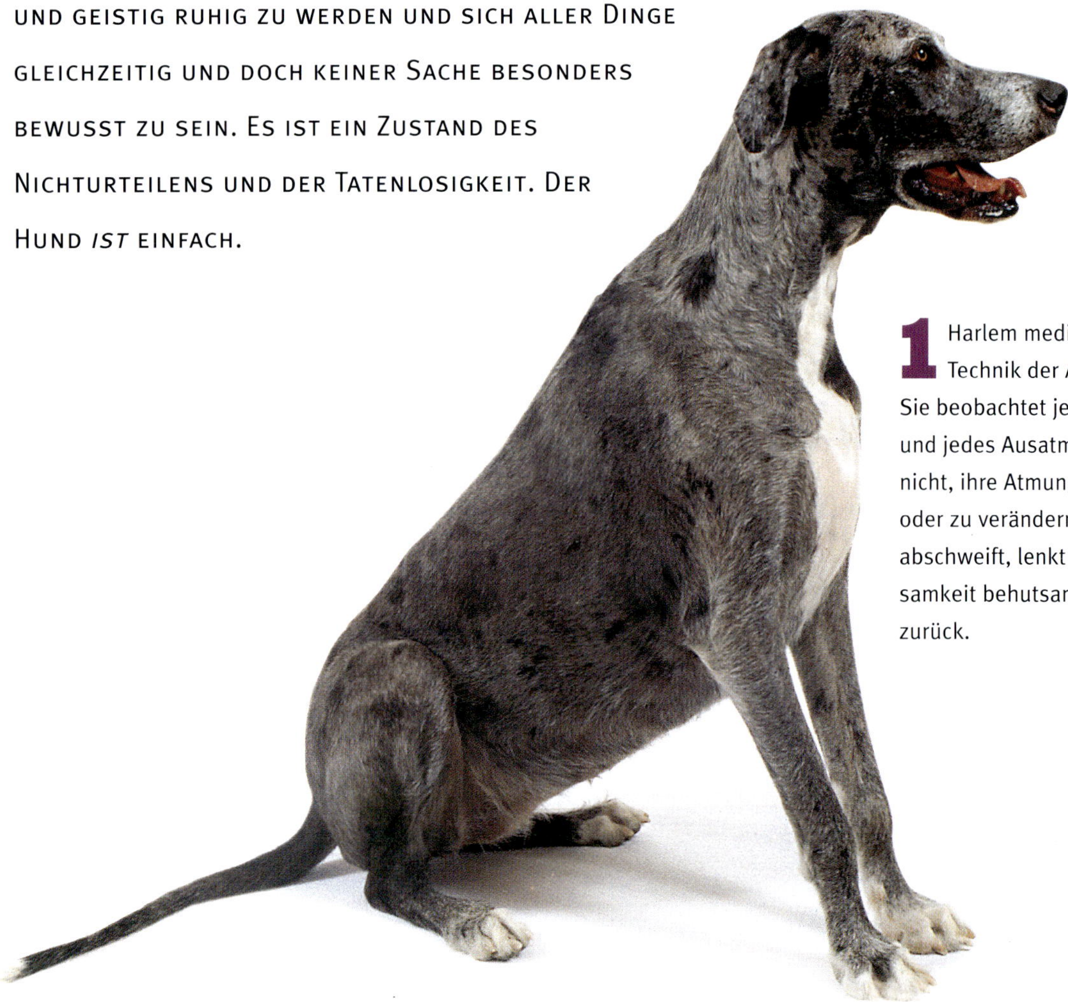

1 Harlem meditiert mit einer Technik der Atembeobachtung. Sie beobachtet jedes Einatmen und jedes Ausatmen, versucht aber nicht, ihre Atmung zu beeinflussen oder zu verändern. Wenn ihr Geist abschweift, lenkt sie ihre Aufmerksamkeit behutsam auf ihren Atem zurück.

2 Pi bereitet sich auf eine Meditation der Liebe vor, indem er ein paar Mal langsam und tief atmet. Dann atmet er wieder normal und wiederholt geräuschlos diese Sätze: »Möge ich glücklich sein. Möge ich gesund sein. Möge ich in Sicherheit sein. Möge ich in Frieden leben.« Er empfindet jedes Wort, er wiederholt die Sätze für sich in einem Rhythmus, der sich gut anfühlt. Dann bezieht er diese Wünsche auf verschiedene andere Lebewesen: zuerst auf sein Herrchen, das er liebt, dann auf einen Hund vom nächsten Häuserblock, der ihm gleichgültig ist, und schließlich auf ein Eichhörnchen, das er aus tiefstem Herzensgrunde hasst. »Mögest du glücklich sein. Mögest du gesund sein. Mögest du …«

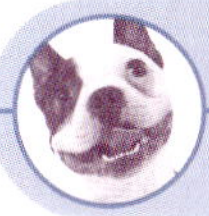

HUNDE-WEISHEIT

»Es ist nicht leicht für mich, meinen Drang zu bändigen, Eichhörnchen zu verschlingen, aber die Meditation der Liebe hilft mir, diesen Drang zu beherrschen.« PI

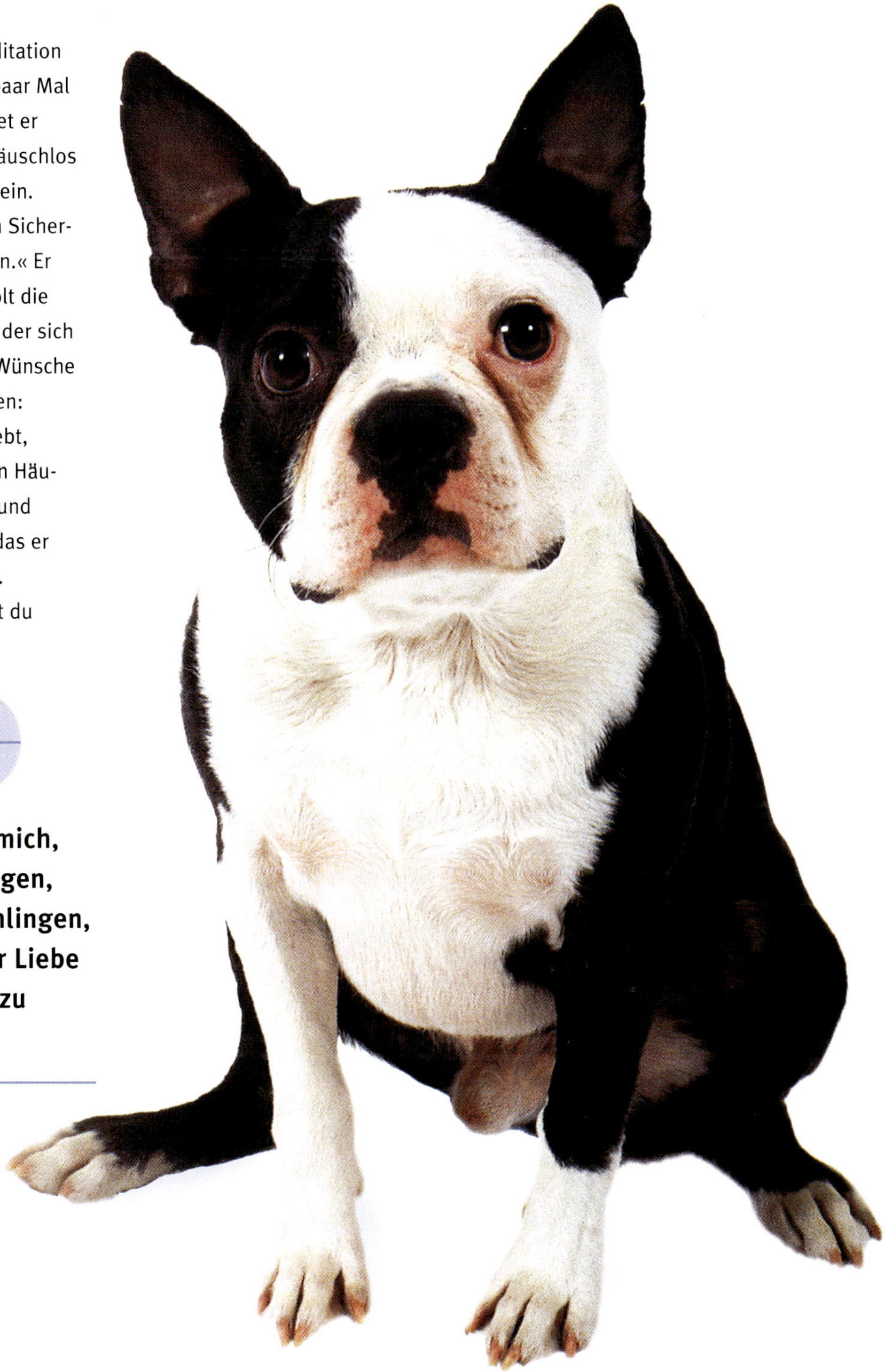

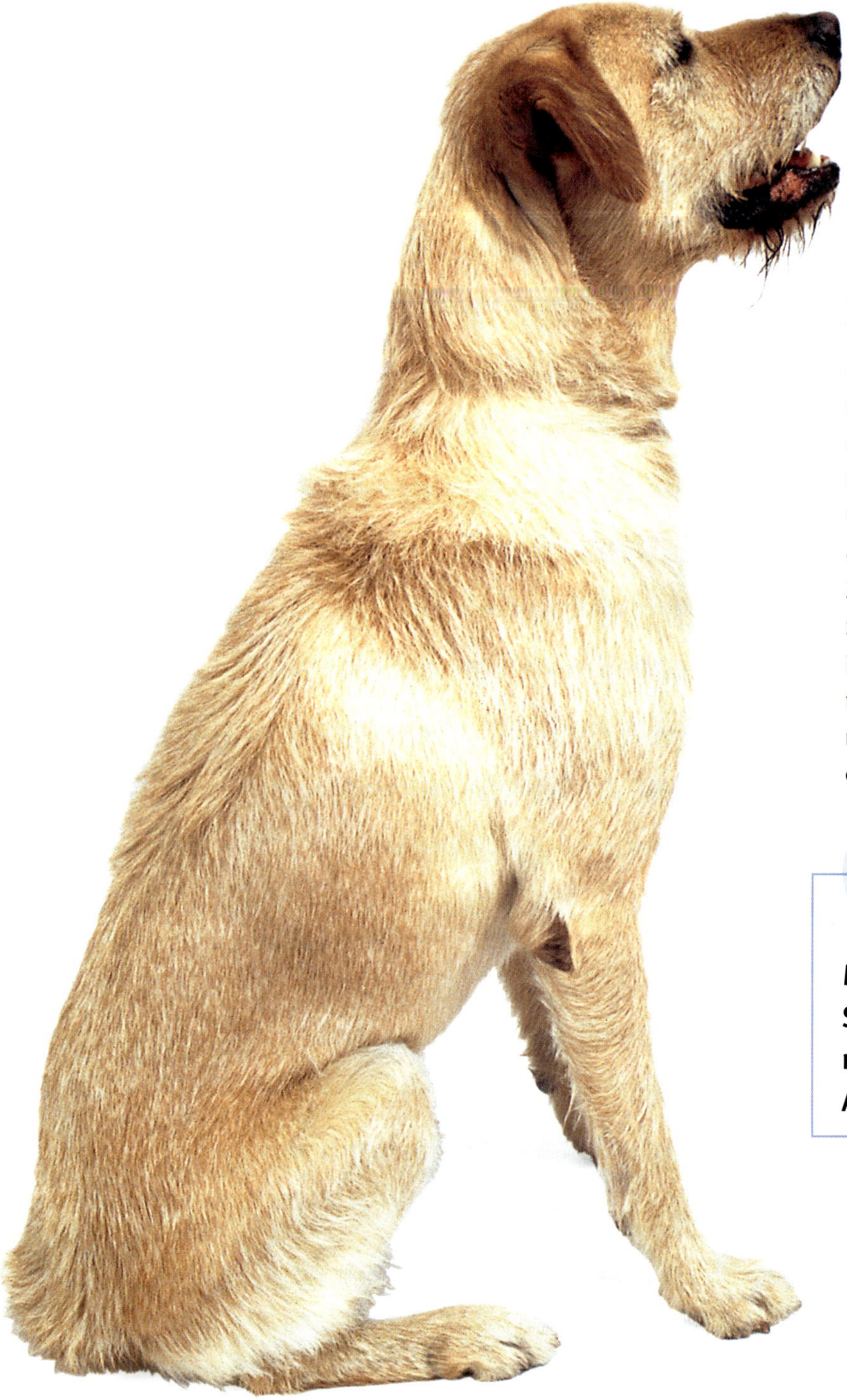

3 Buster übt sich in einer fortgeschrittenen Meditation: Er konzentriert sich auf das Bild seines Lieblingsknochens. Mit dem Mantra »Knochen, Knochen, Knochen« ruft er sich alle Eigenschaften des Knochens ins Bewusstsein: seine Farbe, seinen Geruch, seinen Geschmack, seine Beschaffenheit, das Gefühl, das er empfindet, wenn er zwischen seinen Zähnen zerknackt. Er ist sich seiner wilden Sehnsucht nach diesem Knochen bewusst und ist doch losgelöst von seinem Verlangen und fähig, sich auf seine Feinheiten zu konzentrieren, ohne ihm nachzugeben. Das ist in der Tat eine anspruchsvolle Meditation.

TIPP FÜR MENSCHEN

Meditiere mit deinem Hund: Setze dich zu ihm, atme mit ihm, teile mit ihm den Augenblick.

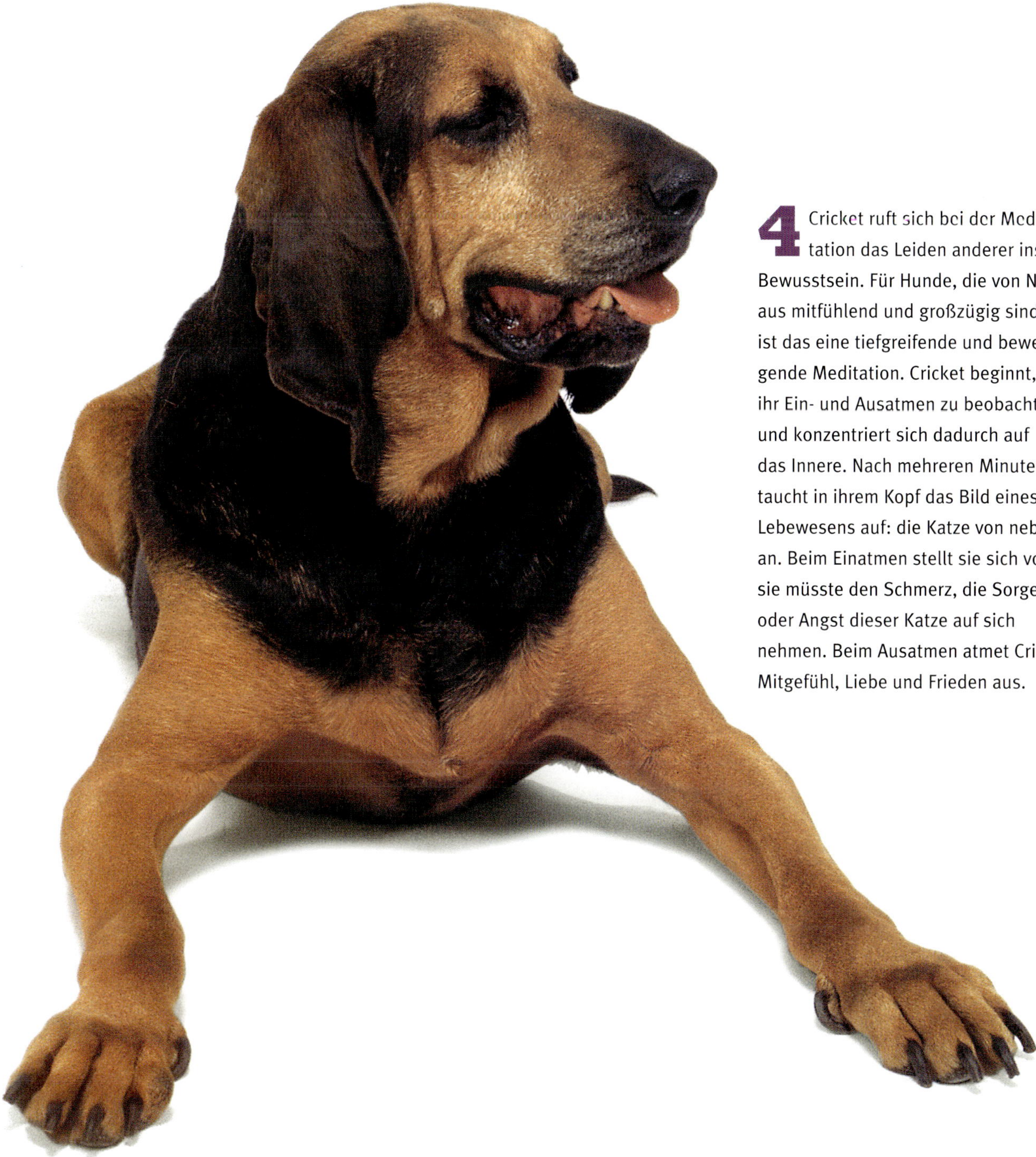

4 Cricket ruft sich bei der Meditation das Leiden anderer ins Bewusstsein. Für Hunde, die von Natur aus mitfühlend und großzügig sind, ist das eine tiefgreifende und bewegende Meditation. Cricket beginnt, ihr Ein- und Ausatmen zu beobachten, und konzentriert sich dadurch auf das Innere. Nach mehreren Minuten taucht in ihrem Kopf das Bild eines Lebewesens auf: die Katze von nebenan. Beim Einatmen stellt sie sich vor, sie müsste den Schmerz, die Sorgen oder Angst dieser Katze auf sich nehmen. Beim Ausatmen atmet Cricket Mitgefühl, Liebe und Frieden aus.

Abschließende Gesänge

Üblicherweise stimmen Hunde Gesänge an, um ihre Übungen zu beschliessen und ihren erneuerten Sinn für ihr Einssein mit dem Universum zu unterstreichen. Manchmal singen sie OM, oder sie wählen ein anderes Mantra, das ihrer Stimmung entspricht. Hunde singen oft gemeinsam – eine harmonische Art, sich daran zu erinnern, dass alle Lebewesen und Dinge miteinander verbunden sind.

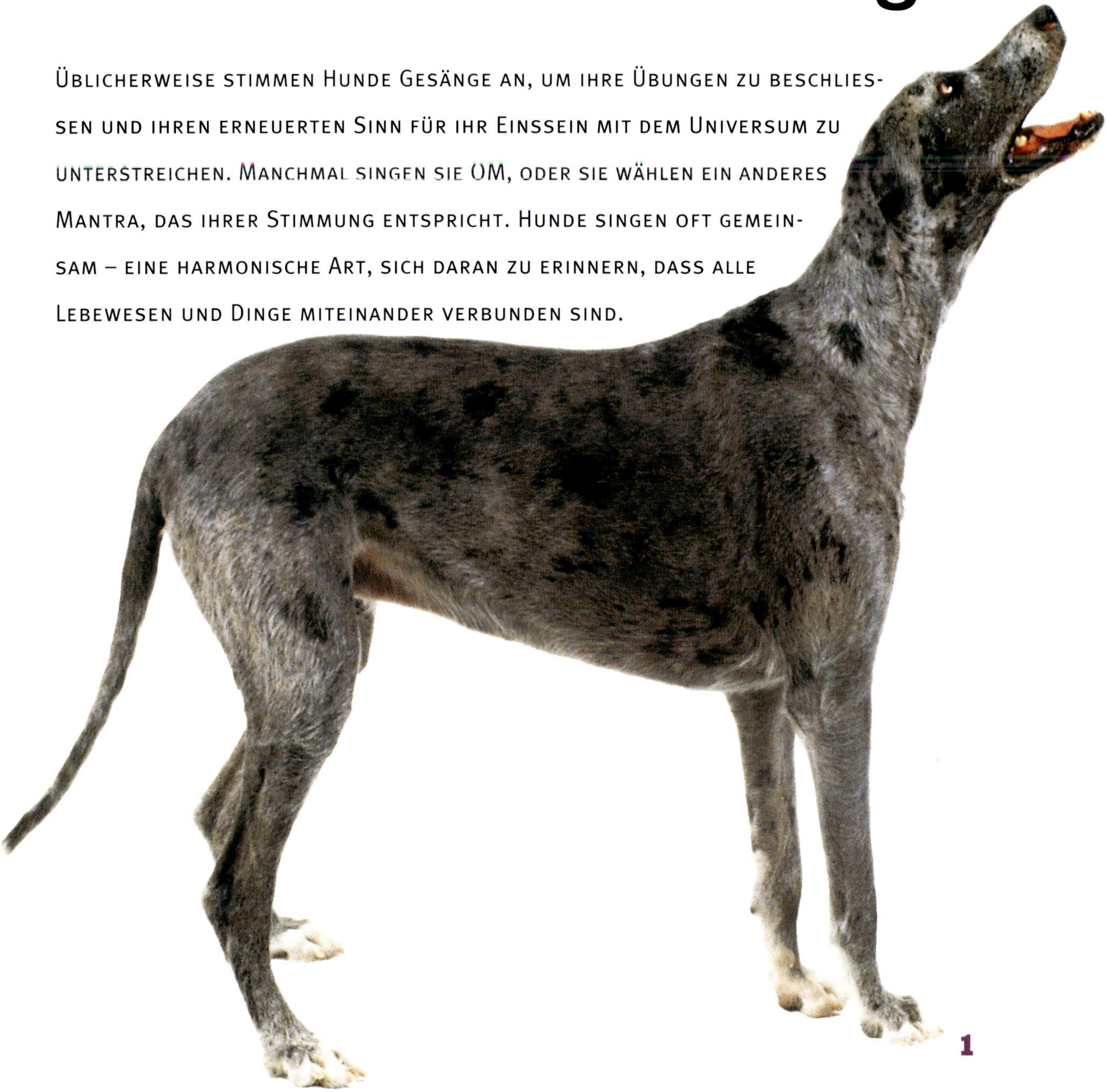

1

1 Harlem beendet ihre Übungen mit einem Gesang für den Frieden. Dazu nimmt sie eine ausdrucksvolle Bergstellung ein, in der sie die tiefe Verbindung mit der Erde und allen Dingen fühlt, und singt: »Om shanti, shanti, shanti, om«, was in etwa heißt: »Friede, Friede, Friede sei mit allen, sogar mit den Katzen.«

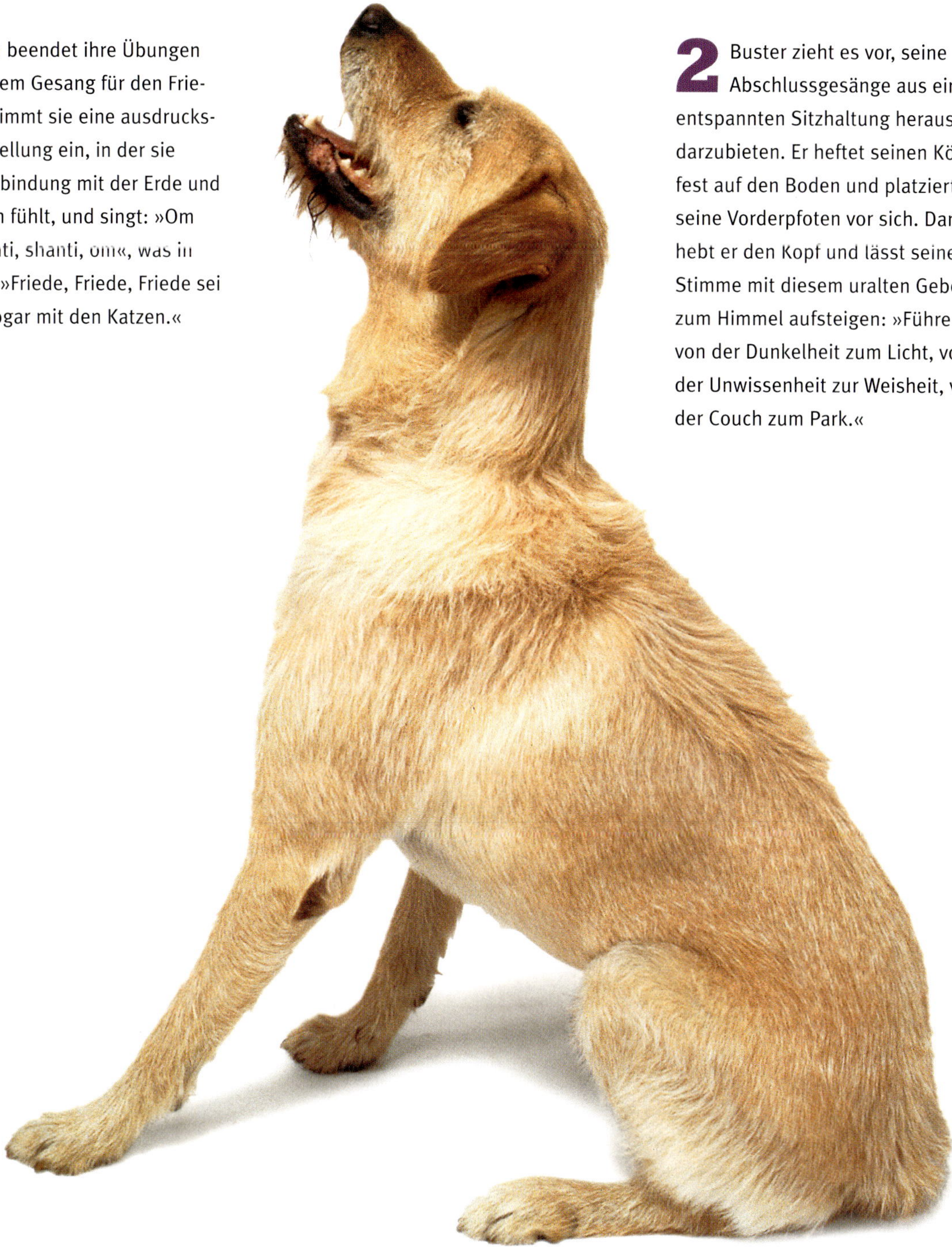

2 Buster zieht es vor, seine Abschlussgesänge aus einer entspannten Sitzhaltung heraus darzubieten. Er heftet seinen Körper fest auf den Boden und platziert seine Vorderpfoten vor sich. Dann hebt er den Kopf und lässt seine Stimme mit diesem uralten Gebet zum Himmel aufsteigen: »Führe uns von der Dunkelheit zum Licht, von der Unwissenheit zur Weisheit, von der Couch zum Park.«

2

Verzeichnis der Übungen

ÜBUNG	HUND	SEITE
Abwärts blickender Hund	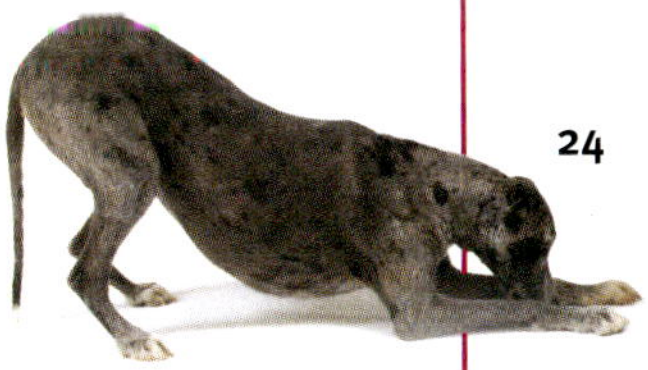	24
Aufwärts blickender Hund	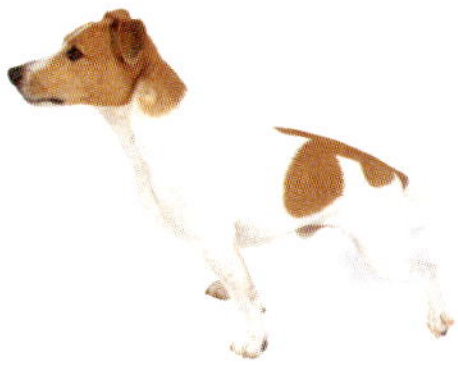	30
Pfoten-hoch-Stellung	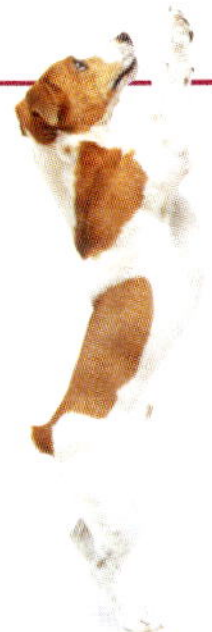	32
Kinn, Brust, Knie	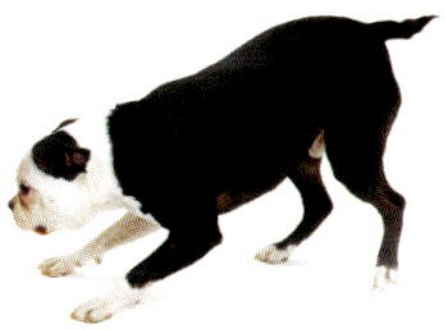	34

ÜBUNG	HUND	SEITE
Stockhaltung	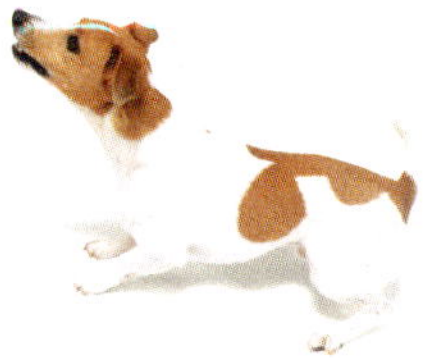	36
Sprung	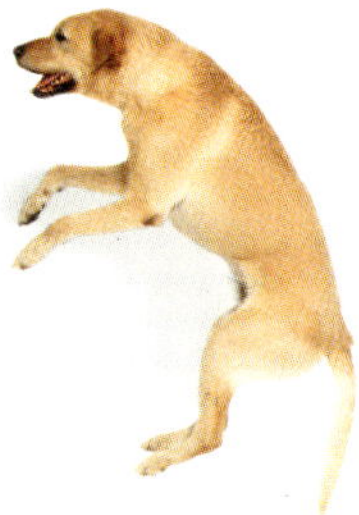	37
Die Mächtige	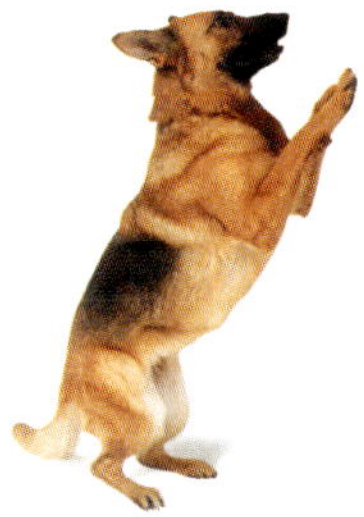	38
Kriegerstellung	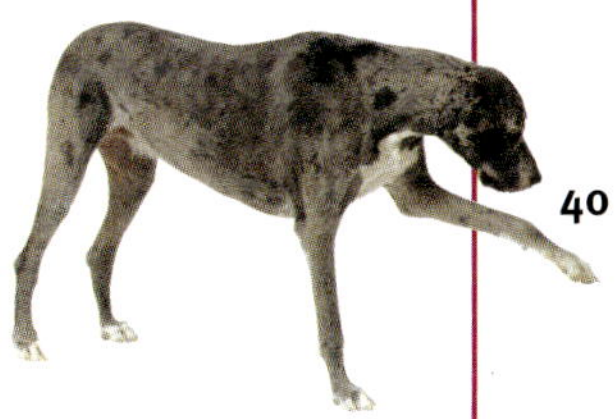	40

ÜBUNG	HUND	SEITE
Dreiecksstellung	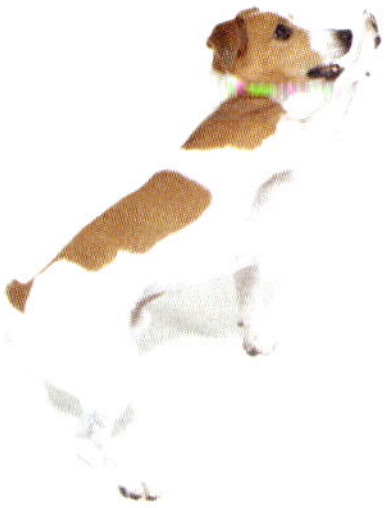	42
Welpenstellung	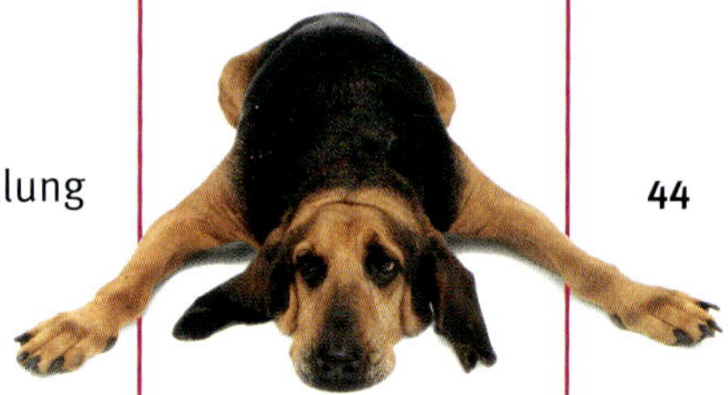	44
Bootstellung	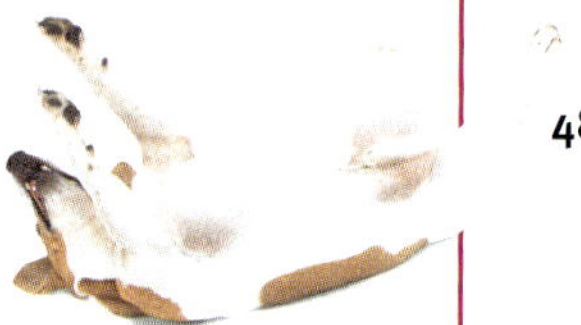	48
Kobra	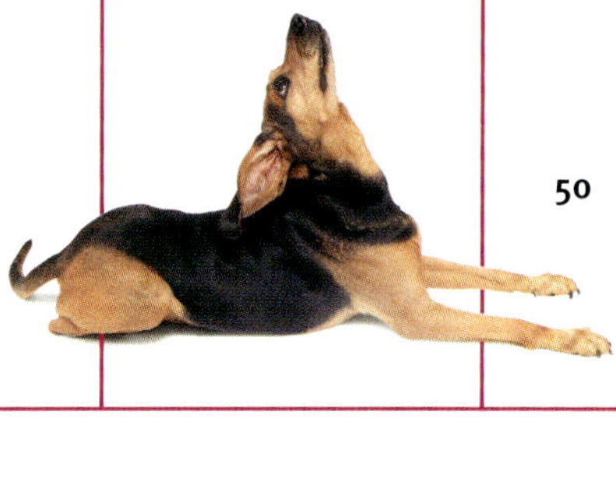	50

ÜBUNG	HUND	SEITE
Drehsitz	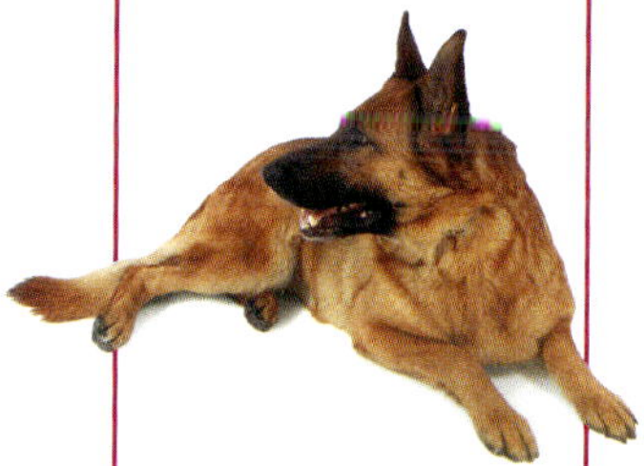	56
Löwenstellung	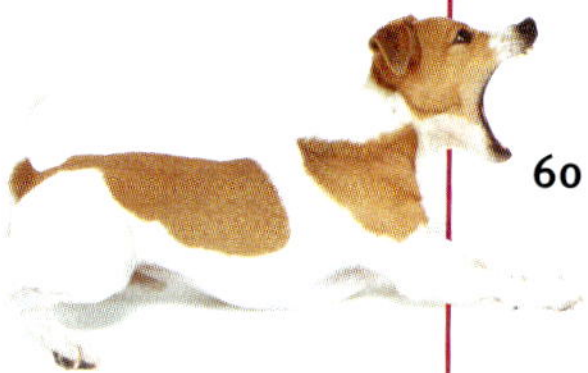	60
Glücklicher Welpe	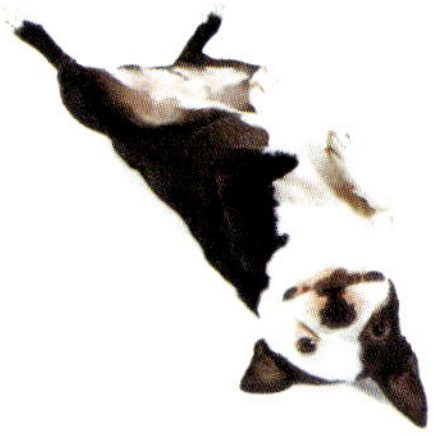	62
Schütteln	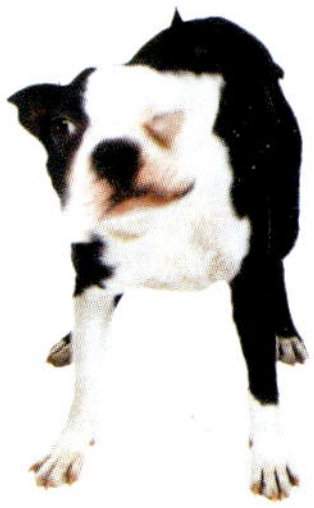	64

ÜBUNG	HUND	SEITE
Rollen	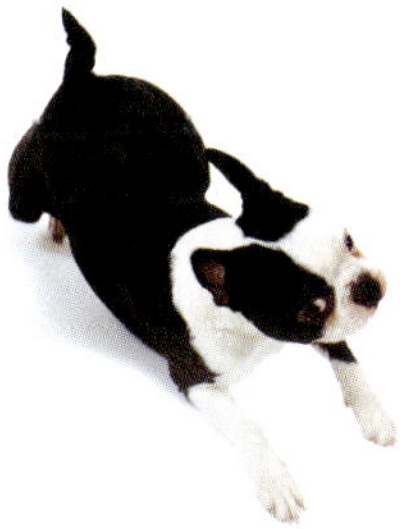	64
Öffnen der Schultern	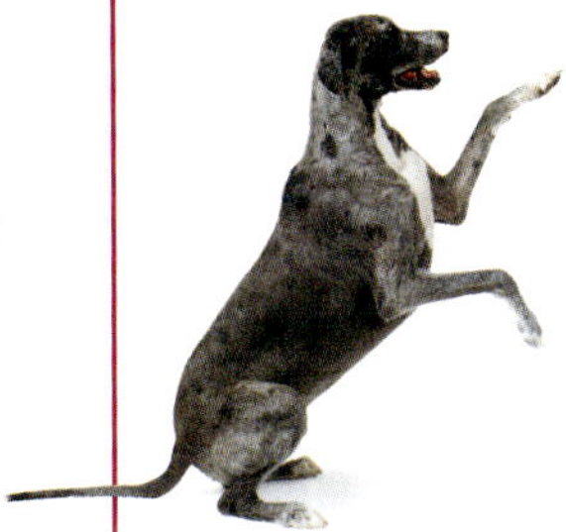	66
Öffnen der Hüften	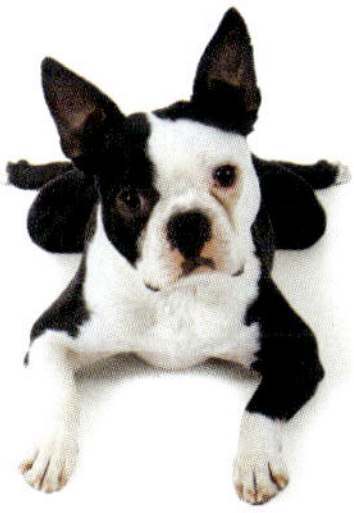	68
Lotussitz	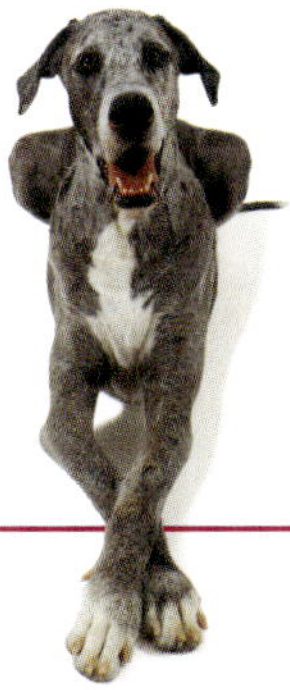	72

ÜBUNG	HUND	SEITE
Toter Hund	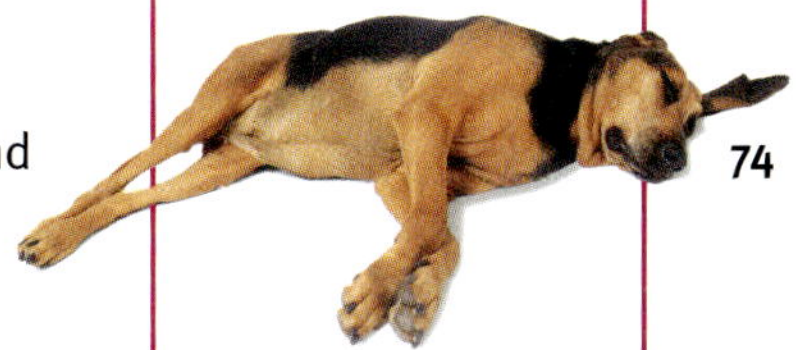	74
Zurückziehen der Sinne	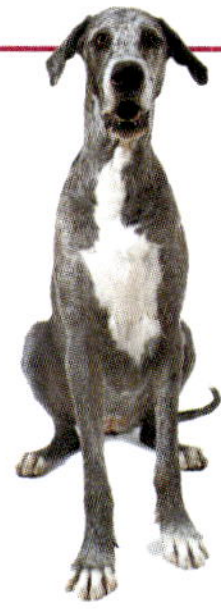	78
Meditation	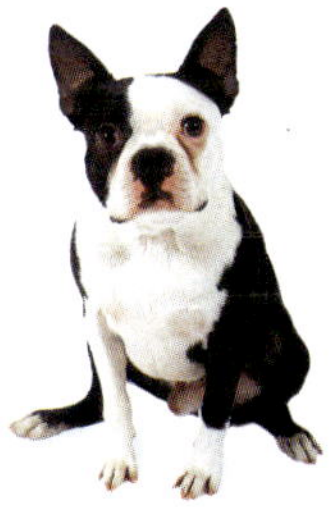	80
Abschließende Gesänge	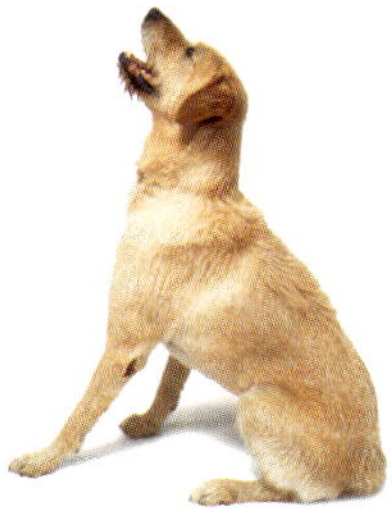	84

Über die Hunde

Bennie

Bennie ist ein Jack-Russell-Terrier. Er entstammt einer langen Reihe von Yoga-Meistern und hat Yoga unter dem verehrten Lehrer Pfot Yogananda studiert. Bennies Ziel ist es, die physischen Herausforderungen von Power-Yoga mit dem spirituellen Wachstum zu verbinden, welches es dem einzelnen Hund erlaubt, seinen eigenen Erfahrungshorizont zu überschreiten und eins mit dem Universum zu werden. Bennie hält oft Ansprachen auf Yoga-Tagungen und leitet Workshops in seinem Heimatort in East Hartford, Connecticut. Sein bekanntester Workshop ist »Die Einheit des Yoga: Wie überwinde ich Feindseligkeit gegenüber Eichhörnchen, Stinktieren und Erdhörnchen?«.

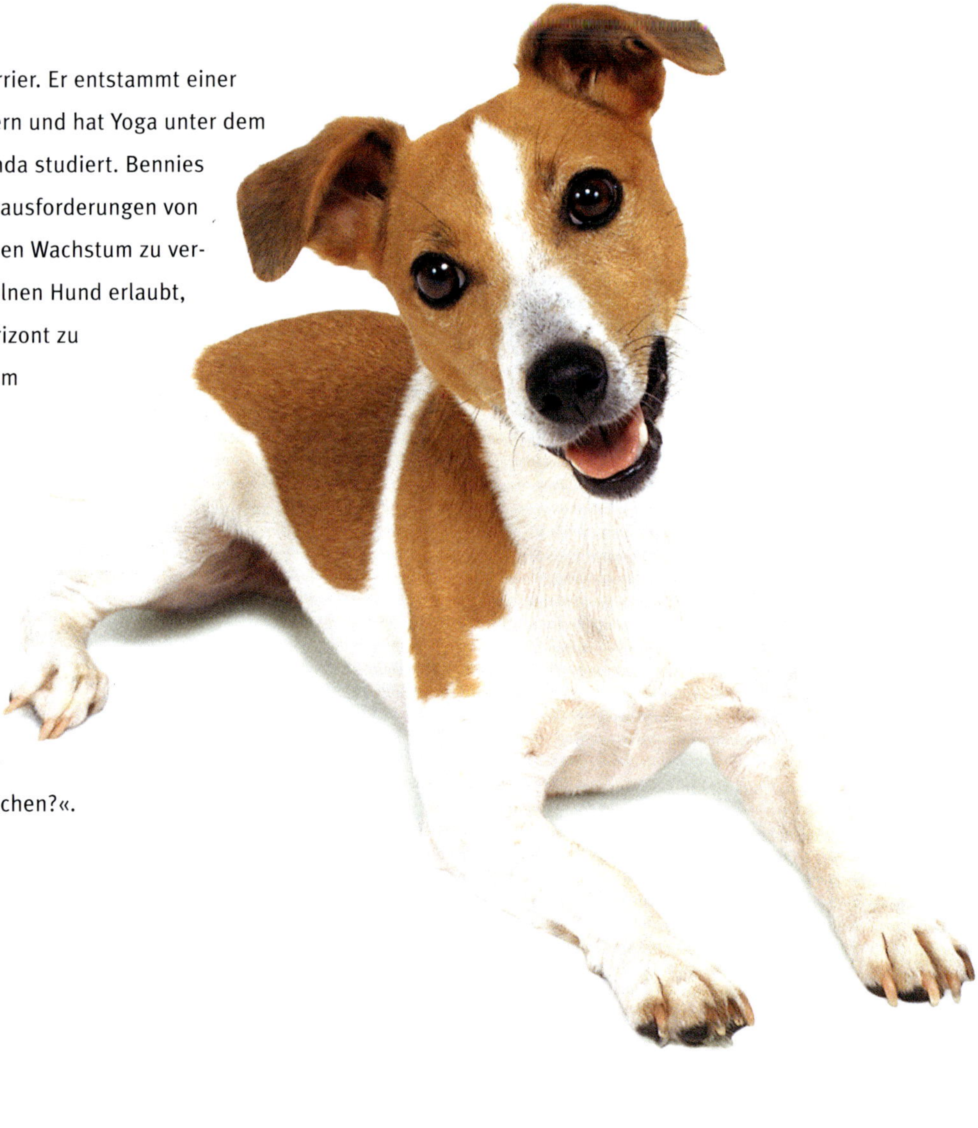

Buster

Der Terriermischling Buster kam auf ungewöhnlichen Wegen zum Yoga. Als bekannter Broadway-Schauspieler begann er, die Yoga-Techniken anzuwenden, wenn er seine Rollen lernen musste. Seine verbesserte Konzentration spornte ihn an, sich im Yoga weiterzubilden, und er wurde Schüler des Yoga-Meisters Kläffit Yogai. Buster befasst sich bei seinen Übungen vor allem mit der Verbindung von Geist und Körper, wobei er die Atemtechniken besonders beachtet. Buster lebt in Higganum, Connecticut, wo er zusammen mit seinen Kollegen Cricket und Pi das erste Yoga-Ausbildungszentrum der Welt für Hunde gründete. Er ist Autor von »Hecheln oder Pranayama? Yoga-Atemübungen für Anfänger«.

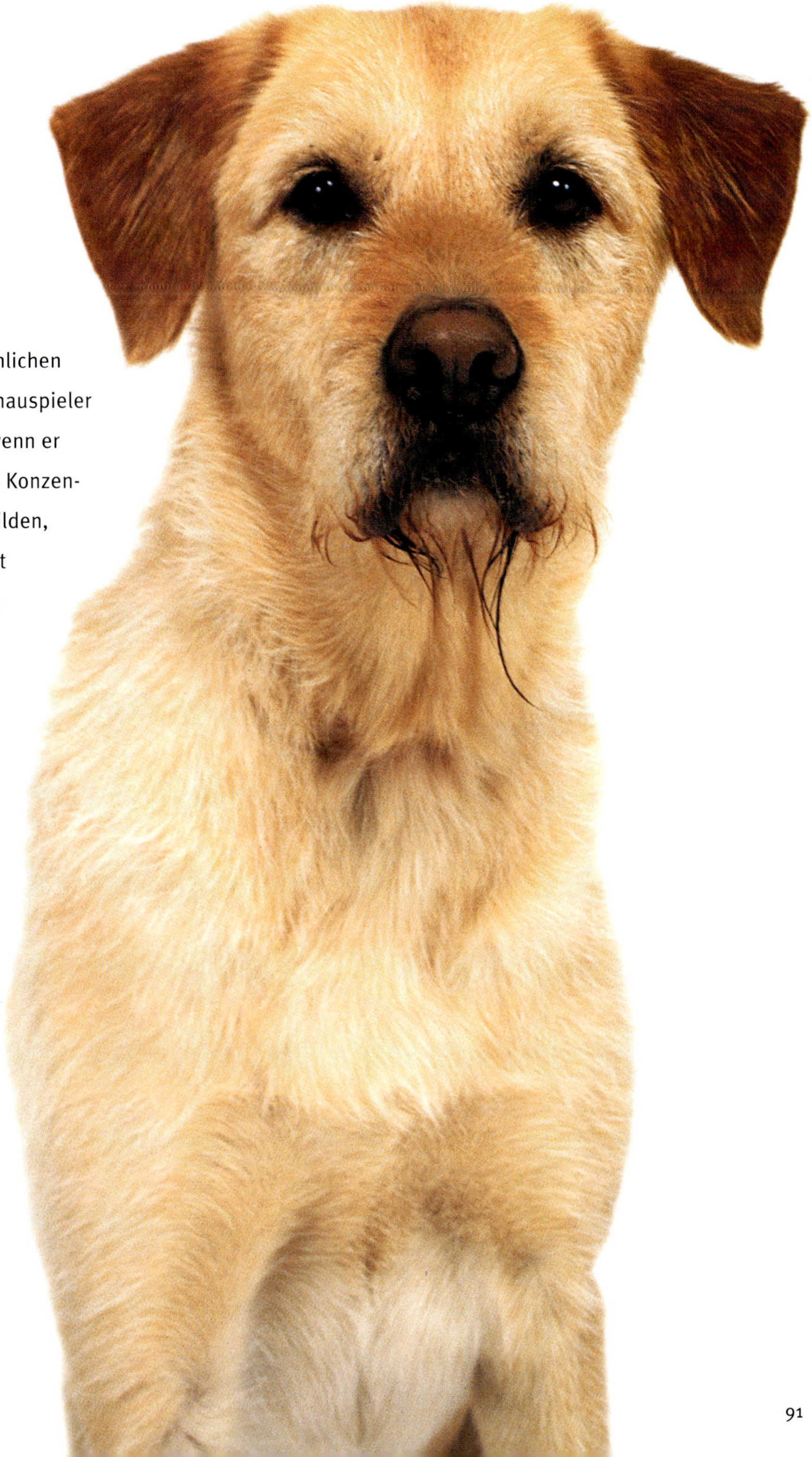

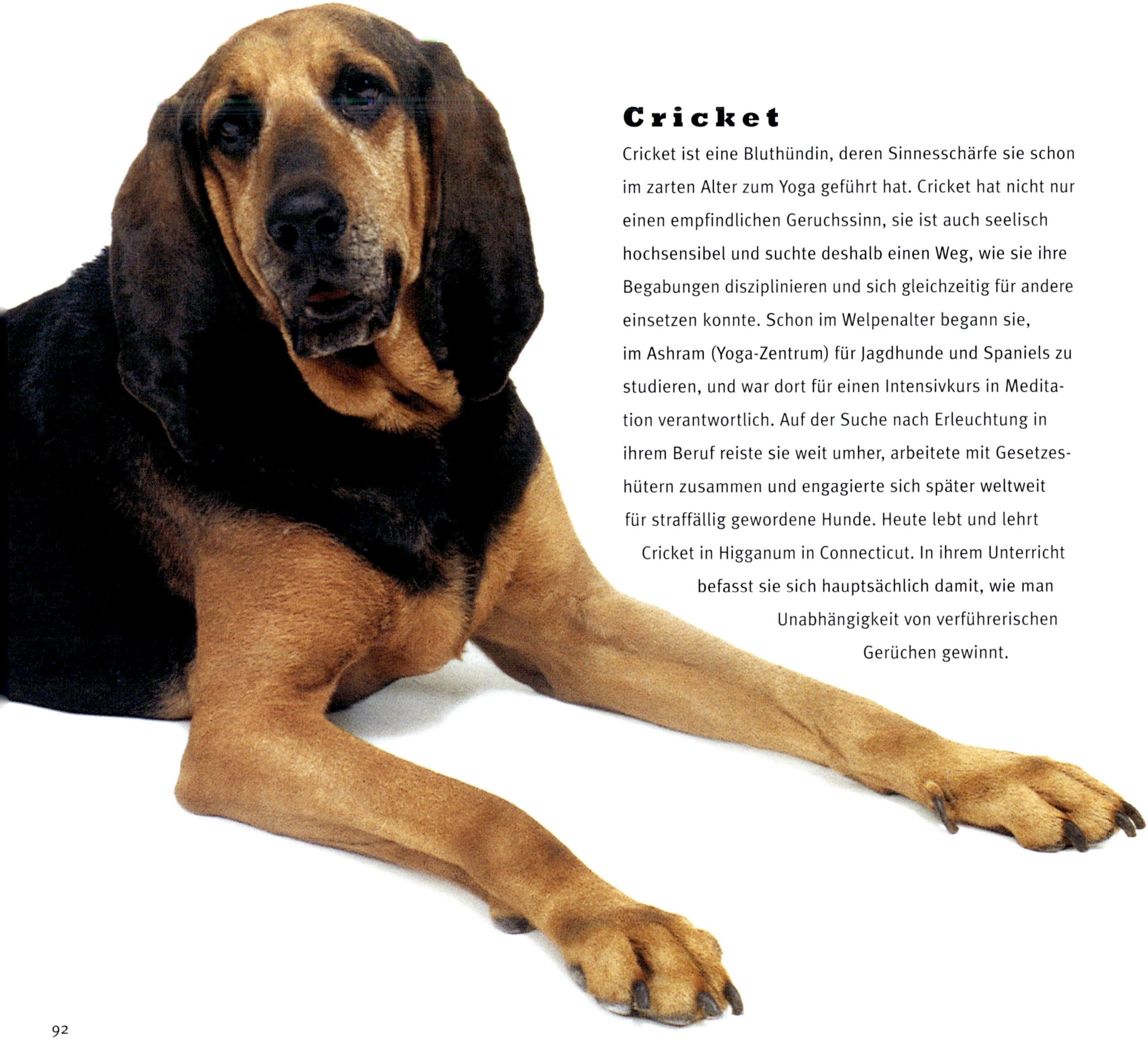

Cricket

Cricket ist eine Bluthündin, deren Sinnesschärfe sie schon im zarten Alter zum Yoga geführt hat. Cricket hat nicht nur einen empfindlichen Geruchssinn, sie ist auch seelisch hochsensibel und suchte deshalb einen Weg, wie sie ihre Begabungen disziplinieren und sich gleichzeitig für andere einsetzen konnte. Schon im Welpenalter begann sie, im Ashram (Yoga-Zentrum) für Jagdhunde und Spaniels zu studieren, und war dort für einen Intensivkurs in Meditation verantwortlich. Auf der Suche nach Erleuchtung in ihrem Beruf reiste sie weit umher, arbeitete mit Gesetzeshütern zusammen und engagierte sich später weltweit für straffällig gewordene Hunde. Heute lebt und lehrt Cricket in Higganum in Connecticut. In ihrem Unterricht befasst sie sich hauptsächlich damit, wie man Unabhängigkeit von verführerischen Gerüchen gewinnt.

Harlem

Hinter Harlems beachtlicher Größe verbirgt sich das Wesen einer freundlichen Intellektuellen. Harlem ist ein Doggenmischling. Sie lernte Yoga durch einen Mitstudenten am Lehrstuhl für Hunde-Astronomiegeschichte an der Sirius-Universität kennen. Sie unternahm dann eine Pilgerreise nach Indien, wo sie mit Professor Wuffnu Fidopuri alte Yoga-Texte studierte. Nach ihrer Rückkehr nach Nordamerika begann sie, Yoga-Kurse in New York City zu besuchen. Dort traf sie Jennifer Brilliant und begann mit ihr zusammen, die Prinzipien des Yoga niederzuschreiben, die in diesem Buch wiedergegeben sind. Harlem lebt und lehrt jetzt in Groton, Connecticut.

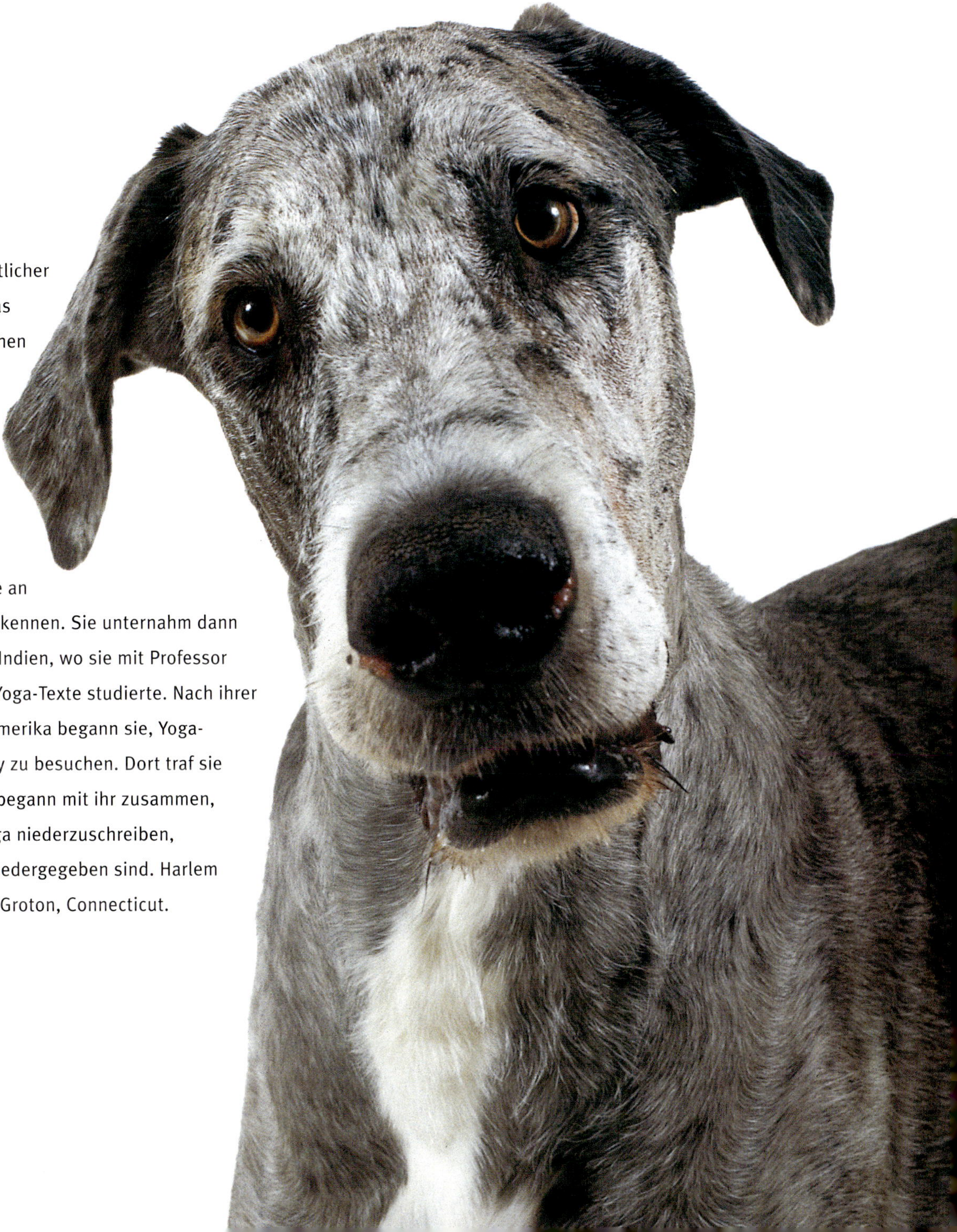

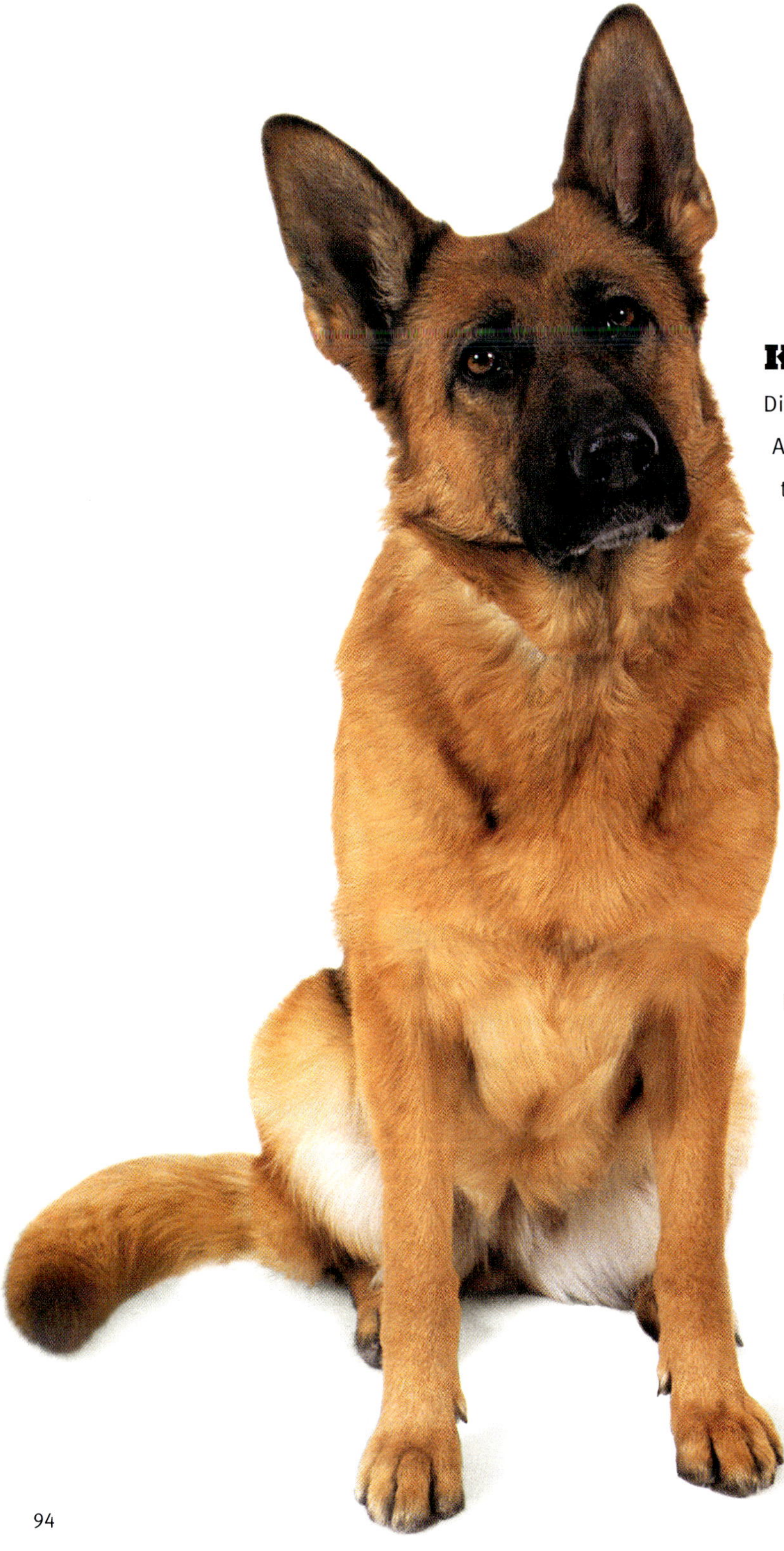

Kessie

Die Deutsche Schäferhündin Kessie ist eine geborene Athletin und eine ehrgeizige Frisbeespielerin; ein gezerrter Hüftmuskel brachte sie zum Yoga. Als sie feststellte, dass die Übungen ihre Spring- und Fangleistungen verbesserten, wurde sie zur Yoga-Anhängerin. Kessie wurde an der Hatha-Yoga-Akademie in Yogaville ausgebildet, wo sie die verschiedenen Hatha-Richtungen studierte, bis sie eine Synthese gefunden hatte, die ihren athletischen Neigungen entsprach. Als junge Mutter liegt ihr Schwerpunkt momentan darin, Geist, Körper und Seele mit den Bedürfnissen von sechs Welpen in Einklang zu bringen. Kessie lebt in Monson, Massachusetts, wo sie Yoga-Lehrer unterrichtet und Yoga-Kurse für trächtige Hündinnen sowie für Hundepaare mit ihren Jungen gibt.

Pi

Pi ist ein Boston-Terrier. Pi, der weltweit verehrte Yoga-Meister, ist in Nordamerika Vorreiter der Welpengar-Richtung des Hatha-Yoga. Er studierte selbst bei Bellus Welpengar und übersetzte »Die Welpengar-Methode« in die Hundesprache. Pi hat vielen Yoga-Lehrern die Ruhe des Welpengar vermittelt, die sie lehrt, den Toten Hund länger auszuhalten und gleichzeitig ihren Atem zu kontrollieren. Ein ausgedehntes Üben des Toten Hundes, das oft und irrtümlich für Schlafen gehalten wird, bringt die Hunde in Wirklichkeit auf eine neue Bewusstseinsebene. Das Resultat: Hunde, die mit Pi trainieren, sind an ihrer Fähigkeit zu erkennen, ihr freundliches Lächeln selbst in den schwierigsten Situationen und in allen Bewusstseinsstadien beizubehalten. Pi lebt in Higganum, Connecticut, wo er mit Bill Berloni daran arbeitet, Menschen an Yoga heranzuführen.

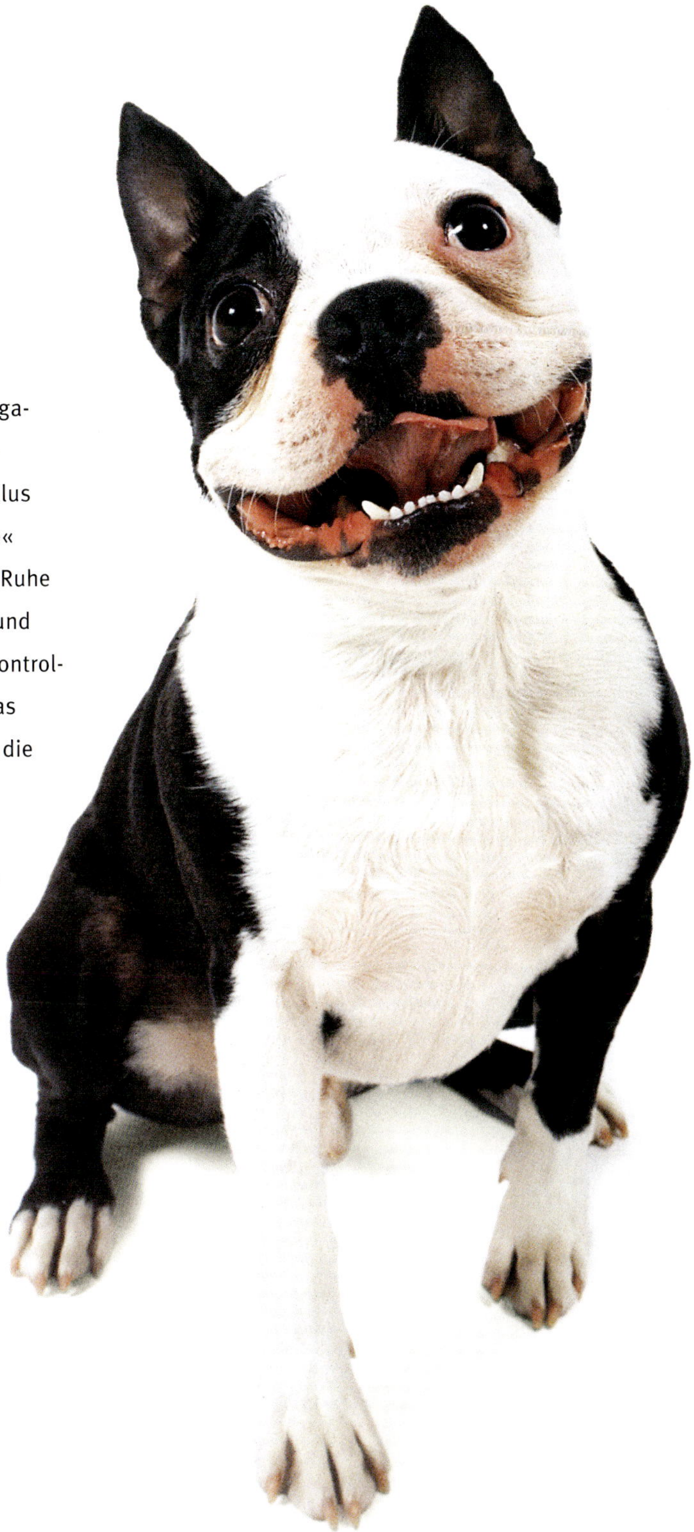

Über die Autoren

Jennifer Brilliant

Jennifer Brilliant ist Direktorin der Lehrerausbildung am OM Yoga Center in New York City. Neben Privatstunden und Gruppenunterricht gibt Jennifer auch spezielle Workshops für Skoliose-Patienten sowie Kurse zur »Vertiefung des Selbststudiums«. Sie hat 18 Jahre Erfahrung darin, Menschen und Hunde aller Lernstufen in athletischer, therapeutischer und kreativer Bewegung anzuleiten. Jennifer lebt in Brooklyn, New York, zusammen mit ihrem Mann, ihrer Tochter und dem Hund Maxx.

Meine Liebe und mein Dank gilt meinem Mann Jeff für seine unermüdliche Unterstützung und seine inspirierende Liebe zu Hunden, außerdem meiner Freundin Cyndi Lee, die so viel Gutes in mein Leben gebracht hat. Danke an Dr. Karen Mateyak dafür, dass sie allen Hunden hilft und sie heilt. Sie ist ein wahrer Hunde-Yoga-Guru.

William Berloni

William Berloni ist seit 1976 professioneller Tiertrainer. In Hunderten von Filmen, Werbesendungen, Fernsehshows, Medienartikeln und Theaterstücken in ganz Nordamerika haben seither seine Tiere mitgewirkt. Gemeinsam mit seiner Frau Dorothy betreibt er seine Firma William Berloni Theatrical Animals in New York. Er hat den ASPCA Humanitarian Award, den Humane Award der Capital Area Humane Society und den American Humane Association Richard Craven Award gewonnen (alle drei Preise werden von amerikanischen Tierschutzverbänden verliehen und würdigen den besonders tierfreundlichen Umgang mit Tieren). William ist auch Berater für die Humane Society von New York, einen großen amerikanischen Tierschutzverband. Er hat Buster, Pi und Cricket persönlich ausgebildet.

William möchte gerne seinen Lehrern Valerie Whiterock (Bennie), Fredericka Garreffa (Kessie) und Tammy Karecki (Harlem) danken.